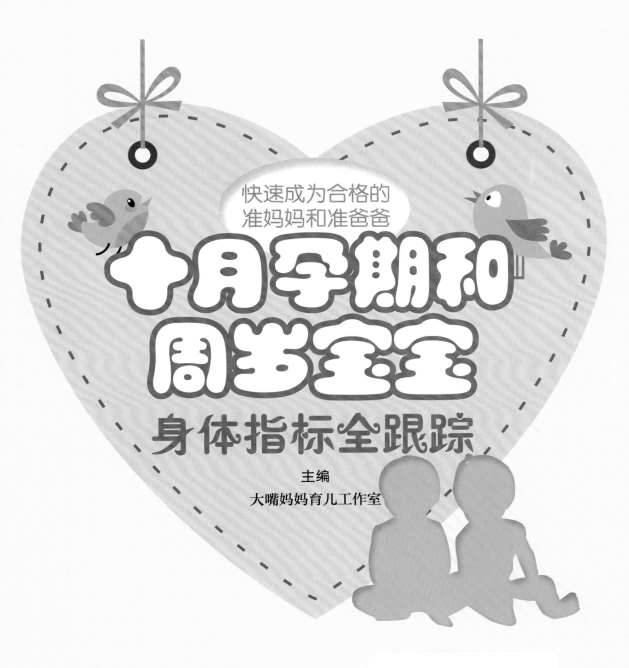

快速成为合格的
准妈妈和准爸爸

# 十月孕期和周岁宝宝

## 身体指标全跟踪

主编

大嘴妈妈育儿工作室

中国医药科技出版社

# 内容提要

　　本书是一本送给准妈妈和准爸爸的孕产育儿书。全书分为三大部分，第一至第十章介绍怀孕十月母儿正常指标与健康指导；第十一章至第二十二章介绍宝宝 0 ~ 12 个月正常指标与健康指导；第二十三章给出怀孕十月每周食谱推荐；全书最后附赠产检备忘录，B 超检查胎宝宝发育的正常值，胎宝宝发育特征，羊水量的变化和妊娠的子宫变化，常见食物升糖指数表。本书将各项指标以明晰的图表和通俗的语言表达出来，同时配有精美的插图使阅读成为一种享受，特别适合孕产妇及其家属、妇幼保健人员阅读。

## 图书在版编目（CIP）数据

十月孕期和周岁宝宝身体指标全跟踪 / 大嘴妈妈育儿工作室主编 . —北京：中国医药科技出版社，2015.1
ISBN 978-7-5067-7090-3

Ⅰ . ①十… 　Ⅱ . ①大… 　Ⅲ . ①妊娠期 – 妇幼保健 – 基本知识②婴幼儿 – 生长发育 – 基本知识
Ⅳ . ① R715.3 ② R174

中国版本图书馆 CIP 数据核字 (2014) 第 249691 号

**十月孕期和周岁宝宝**身体指标全跟踪

美术编辑　陈君杞
版式设计　大隐设计

出版　中国医药科技出版社
地址　北京市海淀区文慧园北路甲 22 号
邮编　100082
电话　发行：010-62227427　邮购：010-62236938
网址　www.cmstp.com
规格　889 × 1194mm $^{1}/_{16}$
印张　11 $^{3}/_{4}$
字数　200 千字
版次　2015 年 1 月第 1 版
印次　2015 年 1 月第 1 次印刷
印刷　北京盛通印刷股份有限公司
经销　全国各地新华书店
书号　ISBN 978-7-5067-7090-3
定价　39.80 元

# 快速成为合格的准妈妈和准爸爸

每一个生命都是一个奇迹，这个奇迹都是十月怀胎，一朝分娩的结果。如何才能成就一个健康、聪明、可爱的婴儿？每一对年轻夫妻都渴望得到答案。

## 10月孕期到底发生了什么呢

| | |
|---|---|
| 怀孕1个月（1～4周） | 胎宝宝在妈妈体内正式"安家落户" |
| 怀孕2个月（5～8周） | 是胎宝宝很关键的时期，准妈妈在该阶段可要特别小心谨慎 |
| 怀孕3个月（9～12周） | 妊娠反应更为强烈，直到月末会稍好一些 |
| 怀孕4个月（13～16周） | 从这个月开始进入孕中期，孕中期是怀孕的黄金时期 |
| 怀孕5个月（17～20周） | 绝大多数的准妈妈都能够感觉到胎动了，那种兴奋与幸福，真是难以形容 |
| 怀孕6个月（21～24周） | 胎宝宝可以自在地在羊水中游动，准妈妈能够更多地感觉到胎动了 |
| 怀孕7个月（25～28周） | 准妈妈腹部的妊娠纹和色素沉着越来越明显。胎宝宝的睡眠和苏醒开始有了规律 |
| 怀孕8个月（29～32周） | 定期检查的密度要增加 |
| 怀孕9个月（33～36周） | 这是准妈妈感到最困难的时期。应该开始进行分娩前的各方面准备了 |

## 宝宝1～12个月成长发育又是如何呢

| | |
|---|---|
| 0～1个月 | 吃奶、睡觉、哭泣、尿床几乎是宝宝生活的全部内容 |
| 1～2个月 | 宝宝不仅会笑，而且对大人的逗引也会有反应 |
| 2～3个月 | 迎接宝宝脑发育黄金时期的到来，珍藏宝宝每个鲜活的表情 |
| 3～4个月 | 养成喂奶、沐浴、睡眠的良好习惯 |
| 4～5个月 | 翻身变得容易，独坐并不自如 |
| 5～6个月 | 宝宝已经可以坐起来与人快乐"交谈"、开心玩耍了 |
| 6～7个月 | 宝宝的乳牙即将萌发 |
| 7～8个月 | 自如爬行、扶物站立以及模仿大人的动作和表情，宝宝几乎无所不能 |
| 8～9个月 | 宝宝能站了，但还有些勉强 |
| 9～10个月 | 该给宝宝断奶了 |
| 10～11个月 | 宝宝能听懂妈妈说话了 |
| 11～12个月 | 帮助宝宝走稳人生的"第一步" |

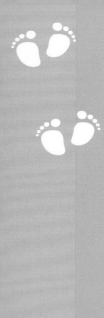

本书是献给准妈妈和准爸爸的一本书，分怀孕十月母儿正常指标与健康指导和宝宝 0 ~ 12 个月正常指标与健康指导两大部分。

| 10月孕期母儿正常指标与健康指导 | 宝宝 0 ~ 12 个月正常指标与健康指导 |
|---|---|
| 准妈妈身体变化 | 本月身体特征（身长、体重、头围、胸围、囟门） |
| 胎宝宝身体变化 | 大运动、精细动作、适应能力、语言、社交行为 |
| 准爸爸的关怀 | 我家心爱宝宝的指标 |
| 胎教须知 | 我家宝宝特别记录 |
| 本月禁忌事宜 | 本月发育注意要点 |
| 本月饮食营养 | 玩具推荐 |
| 孕期检查指导 | 计划免疫疫苗 |
| 本月要事必知 | 本月养育要点 |
| 本月准妈妈记事 | 本月禁忌事宜 |
| 妈妈的心事说给你 | 本月要事必知 |
|  | 宝宝健康情况记事 |

同时，专门给出怀孕十月每周食谱推荐。书的最后附有 B 超检查宝宝发育的正常值、胚胎发育特征、羊水量的变化和妊娠子宫变化。

本书内容丰富，通俗易懂，图文并茂，针对性、实用性强，是指导孕妇和宝宝健康的首选参考书，适于孕产妇及其家属、妇幼保健人员阅读参考。

编者

2014 年 10 月

# Contents 目录

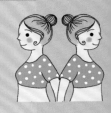

怀孕 1 个月（1～4 周）母儿正常指标与健康指导　　P 1

怀孕 2 个月（5～8 周）母儿正常指标与健康指导　　P 9

怀孕 3 个月（9～12 周）母儿正常指标与健康指导　　P 16

怀孕 4 个月（13～16 周）母儿正常指标与健康指导　　P 23

怀孕 5 个月（17～20 周）母儿正常指标与健康指导　　P 30

怀孕 6 个月（21～24 周）母儿正常指标与健康指导　　P 37

怀孕 7 个月（25～28 周）母儿正常指标与健康指导　　P 44

怀孕 8 个月（29～32 周）母儿正常指标与健康指导　　P 51

怀孕 9 个月（33～36 周）母儿正常指标与健康指导　　P 58

怀孕 10 个月（37～40 周）母儿正常指标与健康指导　P 64

宝宝 0～1 个月正常指标与健康指导　　P 72

宝宝 1～2 个月正常指标与健康指导　　P 79

宝宝 2～3 个月正常指标与健康指导　　P 85

宝宝 3～4 个月正常指标与健康指导　　P 91

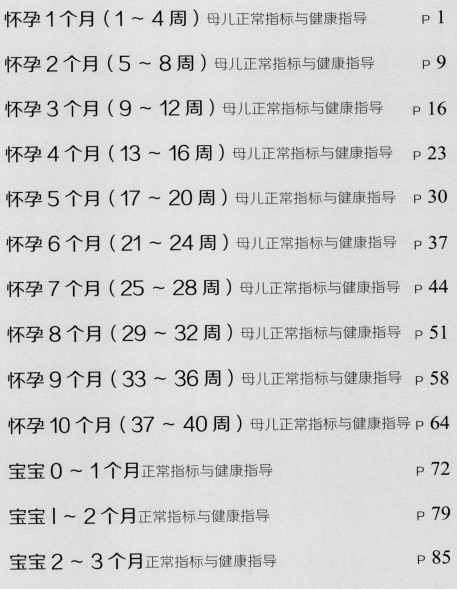

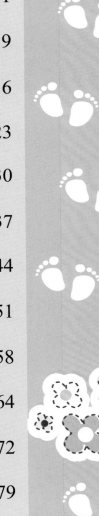

宝宝 4 ~ 5 个月 正常指标与健康指导　　　　P 97

宝宝 5 ~ 6 个月 正常指标与健康指导　　　　P 103

宝宝 6 ~ 7 个月 正常指标与健康指导　　　　P 109

宝宝 7 ~ 8 个月 正常指标与健康指导　　　　P 115

宝宝 8 ~ 9 个月 正常指标与健康指导　　　　P 121

宝宝 9 ~ 10 个月 正常指标与健康指导　　　　P 127

宝宝 10 ~ 11 个月 正常指标与健康指导　　　　P 133

宝宝 11 ~ 12 个月 正常指标与健康指导　　　　P 139

怀孕十月 每周食谱推荐　　　　P 145

## 特别附赠

产检备忘录　　　　P 174

B 超检查胎宝宝发育的正常值　　　　P 177

胎宝宝发育特征　　　　P 178

羊水量的变化　　　　P 179

妊娠的子宫变化　　　　P 180

常见食物升糖指数表　　　　P 181

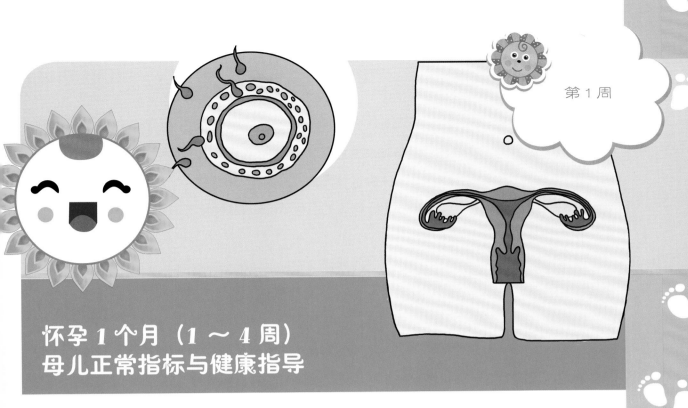

# 怀孕 1 个月（1 ～ 4 周）
# 母儿正常指标与健康指导

　　进入第 4 周了，你可能还没有什么感觉，而胚芽已经悄悄地在你的子宫里"着床"了！你这个准妈妈还没发现身体的变化吧？现在你的子宫内膜受到卵巢分泌的激素影响，变得肥厚松软而且富有营养，血管轻轻扩张，水分充足，受精卵不断分裂细胞，移入子宫腔后形成一个实心细胞团，称为桑胚体，这时受精卵就叫胚泡。当外周的透明带消失后，胚泡与子宫内膜接触并埋于子宫内膜里，称为"着床"，着床一般在受精后 6~7 天开始，在 11~12 天内完成。该时期大脑已经开始发育了，在卵子受精后 1 周，受精卵不断地分裂，其中的一部分形成大脑，其余的形成神经组织。这时胚胎大约长达 25 毫米。现在与未来的几周内，孕妇体内的胚胎细胞将以惊人的速度分裂。在第一孕月里，胚胎的体积增加了 7000 倍之多，细胞的快速分裂过程需要大量的携带有父母遗传基因的脱氧核糖核酸，脱氧核糖核酸的生成需要大量的叶酸参与。

　　从现在开始你将进入一个全新的时期，你将成为一个孩子的妈妈。妊娠期全过程从末次月经的第一天开始计算，孕龄为 280 日，即 40 周。分 3 个时期：

| | |
|---|---|
| 早期妊娠 | 停经开始到 13 周末 |
| 中期妊娠 | 14 周到 27 周末 |
| 晚期妊娠 | 第 28 周及其后 |

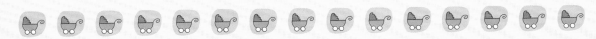

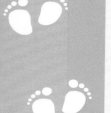

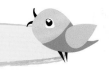

## 准妈妈身体变化

> 子宫的大小与怀孕前几乎没有什么差异，子宫壁为受精卵着床而变得柔软并稍微增厚。

> 这段时期，比较敏感的准妈妈会感到类似感冒一样的症状，身体发软，低烧。

> 卵巢开始分泌黄体激素，黄体激素可促进乳腺发育，准妈妈会感到乳房稍变硬。

> 乳头颜色变深并且变得很敏感，稍微的触碰就会引起痛感。

> 但是有的准妈妈也许感觉不到。

> 少数的准妈妈还会出现恶心呕吐的妊娠反应。

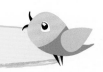

## 胎宝宝身体变化

> 该阶段的胎宝宝被叫作"胚芽"，身长1厘米左右，体重约1克。

> 外表还不具备人的特征，头部占身体的一半，形状像条小海马。

> 胎宝宝的性别及长大后的肤色、身高、长相等都已经处于确定的状态。

> 神经系统、血液系统以及循环系统的原形几乎都已经出现。

> 胳膊和腿大体上有了，由于太小还看不清楚。

## 准爸爸的关怀

> 现在就应该与准妈妈一起制定怀孕期的计划了。

> 准爸爸要多与准妈妈沟通，消除准妈妈的心理压力。

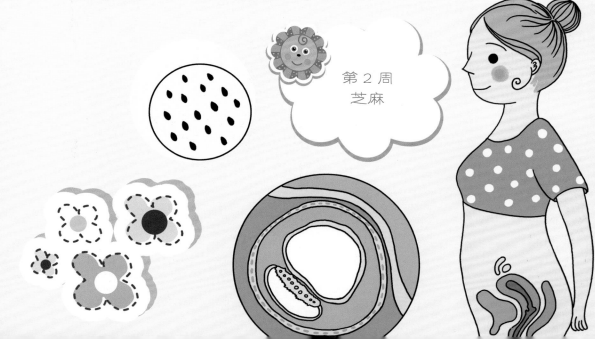

第2周
芝麻

改变晚归、不爱劳动等不好的习惯，在孕期需要准爸爸做的事很多，准爸爸要有更多的时间陪在准妈妈身边。

准妈妈去医院检查，准爸爸应尽量抽时间陪同，一方面有照应，另一方面会让准妈妈觉得温暖、心情愉快。

要禁止性生活，准爸爸要理解。

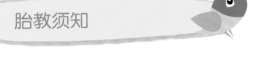

## 胎教须知

保持良好的妊娠状态就是最好的胎教。

虽然在此期间准妈妈基本上没什么感觉，但只要有怀孕可能，就要特别注意：不能随意用药和进行身体检查。

要保持良好的精神状态，戒除吸烟、喝酒、喝浓茶、喝咖啡等习惯。

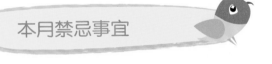

## 本月禁忌事宜

有些食物会导致流产，不要食用，如芦荟、螃蟹、甲鱼、薏米、马齿苋等。

准妈妈不要在太高温度（超过40℃）的水中洗澡，高温会对胚芽造成不良影响。

准妈妈要远离放射线辐射，不做腹部和胸部的X光透视。

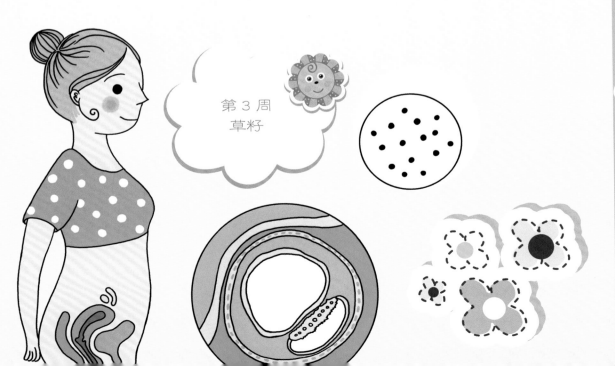

第3周
草籽

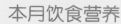

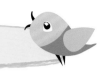

## 本月饮食营养

❥ 整个妊娠期都应该坚持均衡、保质、适量的饮食原则，要保证蛋白质、钙、铁、维生素等基本物质的摄取。

❥ 准妈妈的饮食与孕前不必有太多的改变，但要注意营养均衡，饮食的质比饮食的量更为重要。

❥ 叶酸对红细胞分裂、生长及核酸的合成有重要的作用，可以预防神经管畸形。

❥ 柑橘、苹果、绿叶蔬菜中叶酸含量较高，准妈妈可适当多吃，也可以在医生指导下服用叶酸制剂。

❥ 怀孕了，并不意味着可以随意大量地进食，在整个孕期都要加强对体重的管理，最好每周测量一次体重。

❥ 在孕早期（怀孕1～3个月），每周的体重增加应该在100～300克之内。

妊娠第一个月时，胚胎刚刚形成，此时饮食应精细熟烂，在主食上可多吃点大麦粉，副食调味方面以酸味为主。因为孕妇多喜食酸，而中医认为，酸味入肝能补肝以养胞胎。对于辛辣腥臊的食物宜少食或不食，以免影响胎气。

当孕妇体内维生素$B_1$不足时，更会恶心呕吐，所以这时应尽量多吃含维生素$B_1$较丰富的食物。如动物的肝脏、大豆、花生等。孕妇的肝脏运转不利时，也会发生恶心呕吐，所以孕妇这时还应该多吃些能促进胆汁分泌的食品，如牛奶、蛋黄、柠檬。

妊娠第一个月时，蛋白质对于胎儿大脑的迅速发育起着决定性的作用，稍有欠缺即可能造成终身的智能障碍。孕妇的食谱应注意合理而全面的营养，包括蛋白质、脂肪、碳水化合物、

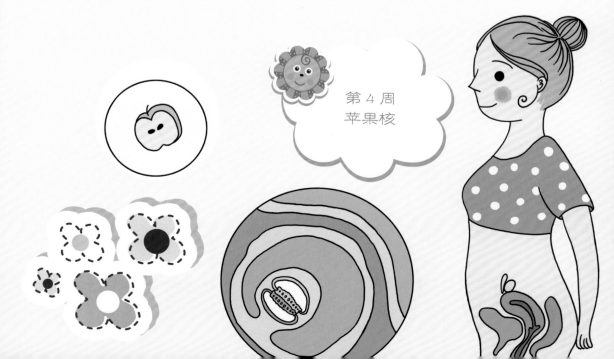

第4周
苹果核

矿物质、维生素和水。蛋白质主要包括：肉类、奶类和鱼类。适量增加热能的摄入量，本月的食品中应比未孕时略有增加就可满足需要。热能主要来源于蛋白质、脂肪和碳水化合物。

无机盐和维生素的供给来源于：奶类、豆类、海产品、肉类、芝麻、木耳、动物肝脏、花生、核桃等。

维生素食品包括：玉米胚芽、瘦猪肉、肝、蛋、蔬菜、水果类。

推荐食谱：凉拌三丝、黄鱼汤、番茄炒豆腐、酸菜鲫鱼汤、自制酸黄瓜、烧油菜、芝麻菠菜、凉拌芹菜叶、干烧冬笋、烧茄子、银耳拌豆芽、香椿芽拌豆腐、五香海带丝、凉拌豆芽、干煸芹菜、虎皮青椒、炒黄豆芽、凉拌双耳、金色嫩豇豆、兰花油菜、烧豆腐丸子、豆腐焖花生米、香辣黄瓜丝、豆芽拌香干、糖醋红丁、炒素鸡生笋、香菇豆角、扒黄花菜素翅、番茄黄花鱼。

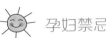 孕妇禁忌食物一览表

| 类别 | 食物名称 | 原因 |
|---|---|---|
| 少吃 | 罐头、腌肉、火腿、香肠 | 应以鲜肉为主 |
| 少吃 | 油条 | 油条在制作过程的添加明矾，明矾含铝，铝可通过胎盘侵入胎儿大脑影响胎儿智力的发育，所以改变吃油条的习惯，多吃些全麦制品 |
| 少吃 | 味精 | 味精是平时很普通的调味品，但是孕妇就要注意少吃或不吃。味精主要成分是谷氨酸钠，血液中的锌与其结合后便从尿中排出，味精摄入过多会消耗大量的锌，不利于胎儿神经系统的发育 |
| 少吃 | 冷饮 | 怀孕后胃肠功能减弱，食入较多冷饮会使胃肠血管突然收缩，胃液分泌减少，消化功能减弱而出现腹泻、腹痛等症状。现代医学研究表明，胎儿对冷的刺激十分敏感，当孕妇吃过多的冷饮后，胎儿会躁动不安 |
| 少吃 | 甜食 | 糖类等在人体内的代谢会消耗大量的钙，孕期钙的缺乏，会影响胎儿牙齿、骨骼的发育 |
| 少吃 | 菠菜 | 菠菜中铁的含量并不多，主要成分是草酸，对锌钙有破坏作用。如人体缺锌，会食欲不振、味觉下降；儿童缺钙可能发生佝偻病，出现鸡胸、罗圈腿及牙齿生长迟缓。孕妇过多食用菠菜，对胎儿发育不利 |
| 少吃 | 巧克力 | 过多食用巧克力会使孕妇产生饱腹感，因而影响食欲，致使必需的营养素缺乏，而且容易发胖 |

怀孕

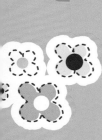

MONTHS

1
个月
（1～4周）

快速成为合格的准妈妈和准爸爸

（续表）

| 类别 | 食物名称 | 原因 |
|---|---|---|
| 少吃 | 石榴、杏 | 贫血者要少吃 |
| 少吃 | 西瓜 | 每天吃水果不宜超过250g，限量吃西瓜，因为西瓜是利尿剂，容易造成孕妇脱水 |
| 少吃 | 喝骨头汤补钙不理想 | 喝骨头汤补钙的效果并不理想。骨头中的钙不容易溶解在汤中，也不容易被肠胃吸收，而喝了过多骨头汤，反而可能因为油腻，引起孕妇不适 |
| 不 | 维生素过量 | 孕妇若每天服用超过一万单位的维生素A，则有1/4机会造成胎儿畸形，如先天性心脏病，腭裂，眼睛、耳朵的畸形，另外有1/4机会造成智障<br>若维生素D补充过多（每日超过15毫克），容易造成孕妇软组织的钙化。补锌过量（每日超过45毫克），容易造成早产<br>铁的补充要谨慎 建议孕妇在怀孕3个月以上时再补充铁。每天补充30毫克铁即可（除非有严重贫血），服用铁剂应在空腹时且不要同时服用钙及镁，因为钙、镁会抑制铁的吸收 |
| 不 | 控制糖分 | 水果过量 许多准妈妈为生个健康、漂亮的宝宝而拼命吃水果，甚至还把水果当蔬菜来吃。她们都相信：吃水果多多益善。其实，水果并不能代替蔬菜。水果中的纤维素成分并不高，但是蔬菜里的纤维素成分却很高。有些水果中糖分含量很高（如西瓜、葡萄等），摄入过多，可能引发妊娠糖尿病 |
| 不 | 过度饮食，体重超标 | 怀孕不是生病。一些准妈妈把自己当成了长期病号，在怀孕的280天里，吃得太多、太好，而运动又太少，结果造成体重大大超标。准妈妈超重带来的后果是不可轻视的，不仅在孕期会造成孕妇并发症几率增高，不利于胎儿成长，在分娩时，也会有困难 |

 孕期检查指导

- 要到医院去进一步确认你是否怀孕了。
- 为了使准妈妈得到系统而细致的保健，每位准妈妈应选择一家固定的医疗单位。
- 从早孕确诊、产前检查、分娩到产后随诊，尽量在一家医疗单位进行。
- 怀孕确诊越早越好，这样能使准妈妈及家人都能注意到一些问题。
- 孕早期（1～3个月）1次全面检查并建档。

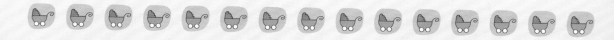

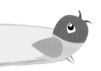

💐 孕中期（4~7个月）每月检查1次，8~9个月每半个月检查1次，9个月以后每星期检查1次。

💐 发现异常，随时就诊。

💐 出现特殊情况，孕期检查时间与检查项目要以医生的安排为准。

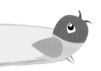

## 本月要事必知

💐 当你感觉自己好像怀孕了，但又不是很肯定，可以去购买验孕试纸或者验孕棒来检验一下。

💐 不要进行剧烈运动，不要做拉伸腰腹部的动作，预防在不经意间流产。

💐 若你出现类似感冒的症状，不要草率地认为就是感冒而进行治疗，因为这很可能是一种妊娠反应。

## 本月准妈妈记事

从本月开始，准妈妈就要做日常的身体状况监测了（如体温、血压、体重等），还要对孕期出现的一些情况进行及时的记录。每次检查时要让医生知道你的这些情况，以便为医生进行判断提供依据。

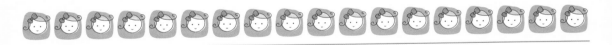

末次月经日期

月初及月末体重

验孕时间及结果

妊娠反应开始时间

妊娠反应的症状（具体有哪些反应及程度）

本月异常状况（如体温及血压异常、疼痛、阴道出血、下肢浮肿、头昏、视力障碍、患病及治疗过程等）

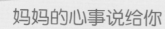

妈妈的心事说给你

写下美丽心情和孕期趣事吧，为自己和宝宝留下一份美丽的人生回忆。

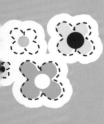

怀孕

# 1

个月

（1～4周）

MONTHS

快速成为合格的准妈妈和准爸爸

十月孕朗和周美宝宝

身体指标全跟踪

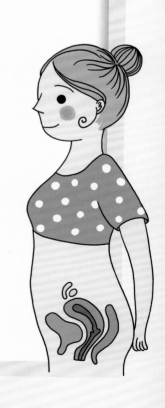

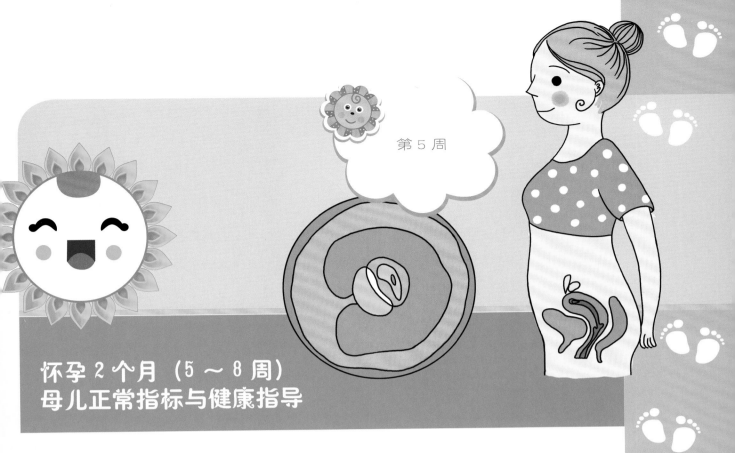

第 5 周

# 怀孕2个月（5～8周）
# 母儿正常指标与健康指导

💧 该月是胎宝宝很关键的时期，在本月，胎宝宝逐渐长得像个"小人儿"了。

💧 胎宝宝的重要神经开始生成，各个身体器官开始生长，所以，准妈妈在该阶段可要特别小心谨慎，避免对胎宝宝造成不良影响。

💧 这阶段胎宝宝还比较脆弱，发生流产的危险性比较大。

## 准妈妈身体变化

💧 月经停止。

💧 若再有阴道出血，哪怕是极少量的，也要及时去医院检查。

💧 子宫增大到如鹅蛋般大小，阴道分泌物增多，乳房增大明显，乳头变得更为敏感。

💧 多数准妈妈开始出现恶心、呕吐、食欲不振等妊娠反应，但有的准妈妈几乎没有任何反应。

💧 由于激素的作用以及增大的子宫压迫膀胱，准妈妈的小便次数开始增加。

💧 应该注意的是，不要强忍小便，这可能会造成细菌感染。

💧 该阶段，准妈妈的神经会变得很敏锐，常常感觉疲劳、困倦，并经常受到急躁、不安、忧郁、烦闷等情绪的困扰。

💧 准妈妈的体温仍然较高（比正常体温高 0.2℃ 左右），这种情况大约要持续到怀孕第15周，如果在日常的体温监测中发现体温降低，或者发现自己的妊娠反应突然停止，那么有可能发生流产，要尽快到医院检查。

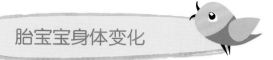

## 胎宝宝身体变化

❧ 该阶段的胎宝宝仍然被叫作"胚芽"，身长 3 厘米左右，体重约 4 克。

❧ 外表已经能够分辨头部、身体以及手和脚，逐渐具备人的形态。

❧ 到第 6 周时，胎宝宝的心脏开始跳动，心脏、血管产生向全身输送血液的能力。

❧ 羊水生成了，脐带和胎盘开始发育。

❧ 进入第 8 周后，胎宝宝已经初具人形。从技术上讲，你的宝宝现在仍称为胚胎，因为胎宝宝的身体还是有个小尾巴，在以后的几周里该小尾巴将消失。

## 准爸爸的关怀

❧ 妊娠反应常使准妈妈食欲下降、情绪低落，这时准爸爸要理解准妈妈的情绪变化，要多陪在她的身边，安慰她，让她心情舒畅，并要学着为准妈妈准备她爱吃的饭菜。

❧ 为了胎宝宝，准爸爸要控制自己，绝不能够埋怨准妈妈。

❧ 如果妊娠反应严重时，要及时陪伴准妈妈到医院，请医生帮助调理。

❧ 该月的胎宝宝还没有长"稳"，是流产的高发期，因而也不能够进行性生活。

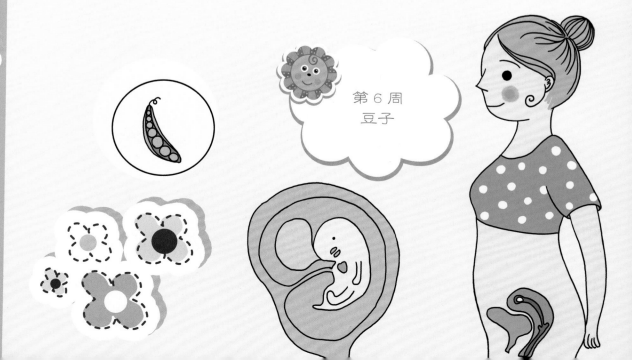

第 6 周
豆子

## 胎教须知

◈ 准妈妈平静的心态与愉快的心情是最好的胎教。

◈ 准妈妈要和准爸爸共同努力，克服妊娠反应造成的身体不适及心理压力。

◈ 保持良好的精神状态，为胎宝宝的健康成长营造一个好的内环境。

## 本月禁忌事宜

◈ 生活不能够失去规律。

◈ 我国民间有用酸性食物缓解孕吐的做法，甚至有用酸性药物止呕的做法，这些方法是不可取的。

◈ 长时间摄入酸性物质，不仅容易使准妈妈患某些疾病，更重要的是会因此而影响胎宝宝正常、健康生长。

◈ 为了避免感染某些细菌性疾病，尽量不要到人多的地方去，特别是不要去某些疾病的高发区，避免接触动物和传染病患者，这是在整个孕期都应该注意的问题。

◈ 即使准妈妈容易感到疲劳，但还应努力保持良好的生活规律，每天保证充足的睡眠，这样才更容易让身体处于良好的状态。

◈ 避免长时间在高温水中坐浴。

◈ 2个月的胎宝宝处于器官的形成分化期，极易受到高温的影响而致畸形。

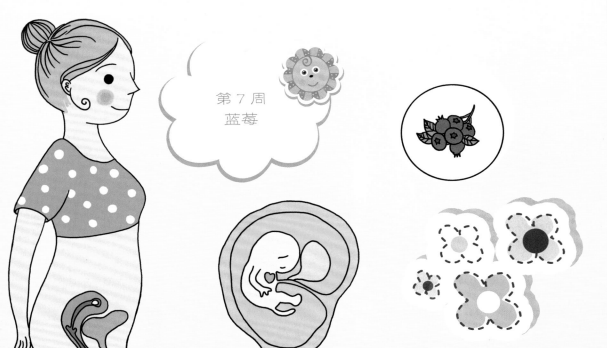

第 7 周
蓝莓

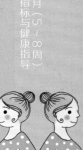

怀孕 2 个月（5～8 周）
母儿正常指标与健康指导

MONTHS

怀孕

2 个月

（5～8 周）

快速成为合格的准妈妈和准爸爸

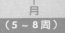

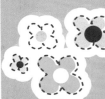

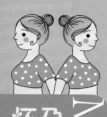

🐦 尽量避免长期处于各种电器设备的辐射之中（如电视机、电脑、电磁炉、微波炉，尤其是不能够睡在开着的电热毯上）。

🐦 准妈妈采用淋浴可降低阴道细菌感染的风险。

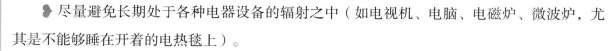

## 本月饮食营养

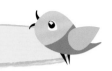

🐦 这一阶段，大多数的准妈妈都有不同程度的妊娠反应，正确的饮食可以缓解妊娠反应：每天早晨吃点饼干或面包。

🐦 少食多餐，食物宜清淡、易消化。

🐦 喝些牛奶。

🐦 适量喝水，太多的水会影响消化，加重妊娠反应。

🐦 食用刺激性小、不油腻的食物。

🐦 避免接触炒菜的油烟。

🐦 绿豆粥、糖醋胡萝卜、醋蛋汤等食品对一般的妊娠反应有效，可以尝试吃一点。

🐦 同时，准妈妈要稍微改变饮食习惯，将自己从不吃不行的压力中解放出来，想吃的时候就放心地吃，反而会增加食欲、缓解孕吐。

🐦 在该阶段，要继续补充叶酸，准妈妈要尽量多吃些绿叶蔬菜。

🐦 补充维生素E。维生素E又被称作生育酚，对预防流产很有效。富含维生素E的食物有玉米、谷类、绿叶蔬菜、菜花、西红柿、核桃等，准妈妈要适当多吃一些。

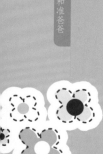

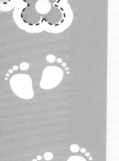

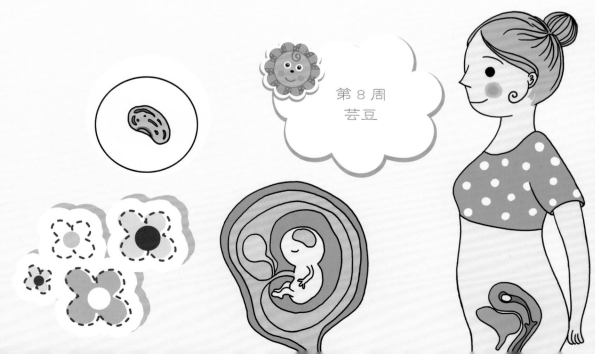

第8周
芸豆

🍂 补充蛋白质。蛋白质是生命的组成材料，准妈妈体内的变化、血液量的增加、身体的免疫力，都需要蛋白质来维持。

🍂 在妊娠初期，每天要比妊娠前多摄入蛋白质约50克。

一般在怀孕第2个月时，有的孕妇开始出现头晕、乏力、嗜睡、食欲不振、食欲异常、喜吃酸味食物、厌油腻味、恶心、晨起呕吐、口味异常等症状，进而导致进食量减少、偏食、挑食等现象，易导致膳食不平衡，营养结构不合理，体内酸碱平衡失调，最后影响胎儿的正常发育。

妊娠8周之内，是胎儿分化发育的重要阶段，充足的营养、合理的饮食搭配对胎儿及孕妇都是非常有利的。孕妇日常饮食应以优质的蛋白质（鱼肉类、蛋、牛奶或乳制品、大豆或大豆制品等）、钙为主，再视需要添加维生素类，好好调理。

妊娠第2个月时，孕妇早孕反应较严重，为防止呕吐，可以在起床前吃些干食，如烤馒头片、饼干等，不要吃稀饭或汤菜。晚餐后一般呕吐减轻，所以晚餐可以吃得丰盛些，另外，少量多餐或吃清淡可口、少油腻的食物，也有益于防止孕吐。可多选孕妇平常爱吃的食物，以瘦肉、鱼类、蛋类、面条、牛奶、豆浆、新鲜水果及蔬菜为佳。

推荐食谱：山楂鲤鱼鸡蛋汤、凉拌猪肝、麻酱菠菜、草莓绿豆粥、炒素什锦、什锦果汁饭、豆仁饭、奶油玉米笋、青芹拌香干、糖醋白菜、炝土豆丝、豆芽炒韭菜、拔丝苹果、糖醋萝卜皮、芹菜拌银芽、猴头菇扒菜心、黑木耳炒黄花菜、松仁海带、糖醋排骨、腐竹烧肉丝、甜椒牛肉丝、核桃芹菜炝腐竹、炝腐竹、柠檬炒肉片、炒三豆、松子豆腐、素烧三元、猕猴桃烩水果、榨菜蒸牛肉、玉米饭团。

## 孕期检查指导

本月要进行一次较为全面的检查，通过检查，可以对准妈妈和胎宝宝的健康状况有一个整体的了解。

| | |
|---|---|
| 询问 | 医生要进行必要的询问，以了解准妈妈的情况，包括健康情况和病史，药物过敏情况，此前采用的避孕措施，丈夫的年龄和健康状况，妊娠和分娩的经历，流产和终止妊娠的经历，末次月经开始的日期，丈夫及家属中有无遗传性疾病 |
| 总体状况检查 | 检查心、肺功能，测量血压、体温，称体重，检查脊柱，以确定准妈妈身体的总体状况 |
| 尿液检查 | 当即可拿到结果，检查尿液里面是否含有蛋白和糖分，每次检查都要做 |

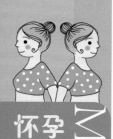

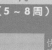

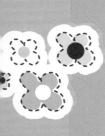

怀孕

MONTHS

2

个月

（5～8周）

快速成为合格的准妈妈和准爸爸

身体指标和周岁宝宝跟踪

（续表）

| 妇科检查 | 触摸乳房看里面有没有结节，检查子宫的大小及宫颈涂片情况，以免漏诊宫颈癌等妇科疾病 |
|---|---|
| 常规化验 | 包括血常规与血型检查、尿常规的测定、肝功能及甲亢的测定、病毒感染筛查及微量元素的测定等 |
| 超声波检查 | 查看胚囊位置，确认是否为异位妊娠，观察是否存在卵巢囊肿或子宫肌瘤等子宫异常现象 |
| 预产期的推算 | 从最后一次月经的第一天算起，月减3或加9，日加7，所得的日期即为预产期 |

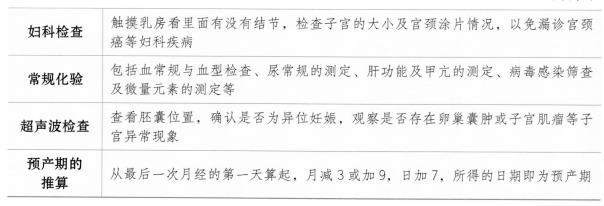

本月要事必知

🍂 该月要去进行第一次孕期检查，并在医院建立准妈妈的孕产档案。

🍂 绝对不要随意使用药物，在使用药物前一定要征得医生的许可，避免接触刺激性物质或有毒化学物品，以免对胎宝宝正处于分化期的脆弱的器官造成不可逆转的伤害。

🍂 本月非常重要的任务是预防流产，为此，准妈妈应该：避免过度疲劳和长途旅行；避免高强度或动作较大的工作；避免剧烈的运动，不要做拉伸及压迫腹部的动作。

本月准妈妈记事

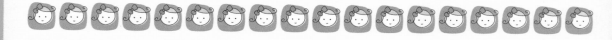

月末体重

孕检时间及结果

妊娠反应的症状（具体有哪些反应及程度）

本月异常状况（如体温及血压异常、疼痛、阴道出血、下肢浮肿、头昏、视力障碍、患病及治疗过程等）

B超显示

妈妈的心事说给你

写下美丽心情和孕期趣事吧，为自己和宝宝留下一份美丽的人生回忆。

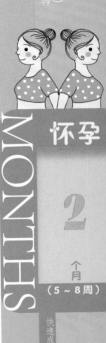

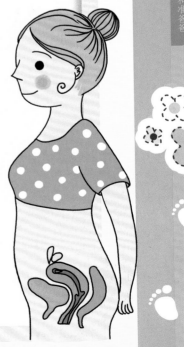

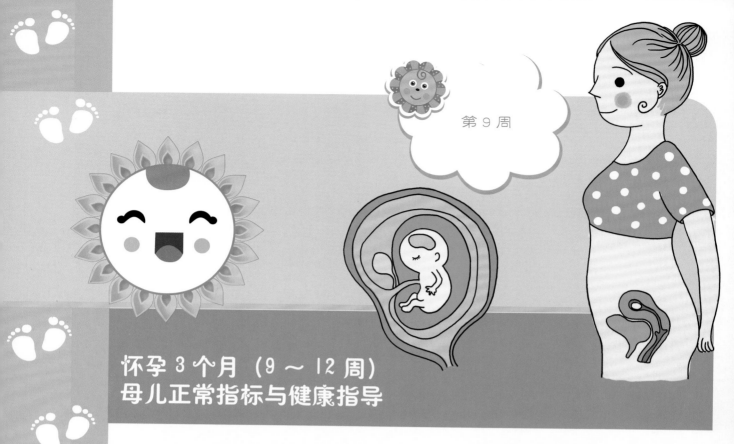

第 9 周

## 怀孕3个月（9～12周）
## 母儿正常指标与健康指导

◆ 因为绒毛和子宫内膜的结合还不完全，该月还是比较容易流产的时期

◆ 所以，做任何事都要小心谨慎。

◆ 该月的妊娠反应会更为强烈，直到月末会稍好一些。

怀孕进入第10周了，你的胎宝宝现在已经很像个小人儿了，他（她）的身长大约有40毫米，体重达到10克左右。现在他（她）已经做好了生长发育的准备，不久就会迅速地长大，那会让你大吃一惊的。现在胎宝宝基本的细胞结构已经形成，身体所有的部分都已经初具规模，包括胳膊、腿、眼睛、生殖器以及其他器官。但是这些器官还处于发育阶段，都没有充分发育成熟。现在你的身体变化依然不大，有过怀孕生产史的孕妇腹部会稍有突出，初次怀孕的女性现在还看不出腹部的变化。该阶段你的情绪变化会很剧烈，刚才还眉开眼笑，转眼间就会闷闷不乐，这时的喜怒无常是正常的情绪波动，但是你仍要调整心绪，让自己有一个愉快的孕期。情绪对胎儿的影响已经在前几周里谈到，但是现在许多孕妇还是会感到心绪不宁，因为妊娠后生理的变化太大，周围人对自己的关心、猜测等等行为会对孕妇心理造成压力，这时有一个平稳安乐的情绪尤为重要。因为母亲和胎宝宝之间可以通过血液中的化学成分沟通信息，中医有"孕借母气以生，呼吸相通，喜怒相应，一有偏奇，即致子疾"的理论。

现代医学研究也认为母亲的情绪直接影响内分泌的变化，而内分泌物又经过血液流到胎宝宝体内，你的快乐与悲伤会让胎宝宝与你一同享受，你愿意让他（她）陪着你焦虑伤心吗？而且当你情绪不安时，体内肾上腺髓质激素的分泌量会增多，通过血液会影响胎宝宝的正常发育。马上你就要进入一个良性发展的时期，保持愉快的心情，让腹中的胎宝宝与你一起快乐成长。

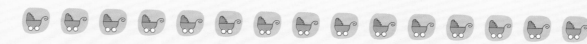

## 准妈妈身体变化

💧 妊娠 12 周的子宫如拳头大小，在下腹部、耻骨联合上缘处可以触摸到子宫底部。

💧 乳房有沉重感，乳头、乳晕的颜色相继加深。

💧 外阴颜色变深，阴道的分泌物增多且比较黏稠。

💧 妊娠反应在本月越发强烈，大部分准妈妈恶心呕吐的症状达到最高潮。

💧 由于体内激素的变化，准妈妈的感情起伏更加强烈，不安、焦虑更加明显，有时甚至会出现比较过激的行为。

💧 妊娠引起身体外部的变化是皮肤的改变，皮肤会失去光泽变得发暗，眼睛周围、面颊处会出现被称作妊娠斑的褐色斑点，原有的黑痣也可能加深。

## 胎宝宝身体变化

💧 从现在开始，你的胎宝宝可以被称作胎儿了，到本阶段末，他的身长达到 8 厘米左右，体重约为 25 克。

💧 内脏器官的发育已经基本完成。

💧 大部分肌肉组织正在逐渐具备完整的形态，手指和脚趾长出来了，手肘和膝盖也形成了，手和脚已经能够活动。

💧 脸部轮廓日渐分明，眼皮、眼眉、耳朵、嘴唇、鼻孔相继生成。

💧 外生殖器已经发育，能够区分男女。

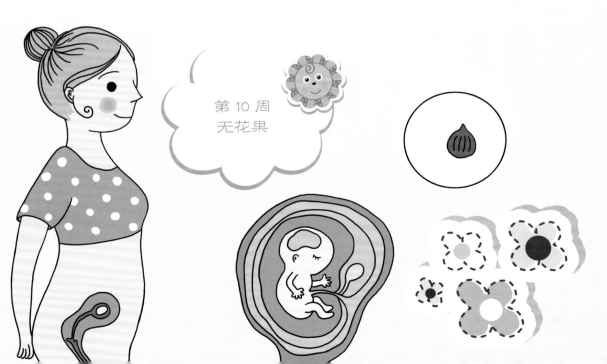

第 10 周
无花果

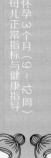

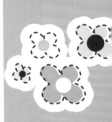

怀孕

**3**

个月
（9～12周）

MONTHS

快速成为合格的准妈妈和准爸爸

🐦 胎宝宝通过脐带来吸收养分，肾脏形成后，将尿液排于羊水中。

🐦 胎宝宝可以在羊水中游动了，但还不太灵活。

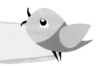

## 准爸爸的关怀

🐦 要积极学习做家务。

🐦 该阶段是准妈妈很难熬的一个阶段，妊娠反应比较严重，心情容易不好。

🐦 准爸爸这时一定要时刻对准妈妈表现出最多的爱，细心照顾准妈妈，让准妈妈开心。

🐦 如果准妈妈脚肿、变大，就去帮准妈妈选一双合脚的鞋。

🐦 准妈妈可能出现乳房肿胀和妊娠斑，时常帮她按摩一下。

🐦 提醒准妈妈养成良好的生活习惯及饮食习惯。

🐦 在孕期，有些家务准妈妈可以适当做，但有些家务是不能让准妈妈去做的，比如抬举或搬动重物、从高处取物等，这些事都要由准爸爸来做。

🐦 要积极参与胎教，给胎宝宝选胎教音乐，多跟胎宝宝说话。

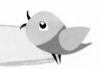

## 胎教须知

🐦 该月可以开始进行音乐胎教或语言胎教了，主要是让胎宝宝保持安稳的心情。

🐦 语言胎教：准爸爸、准妈妈把胎宝宝真正地当成一个小听众，经常以充满爱心、充满感情的语调对胎宝宝说话，说话的内容没有太多限制，重要的是说话时心情要愉快，感情要真挚。

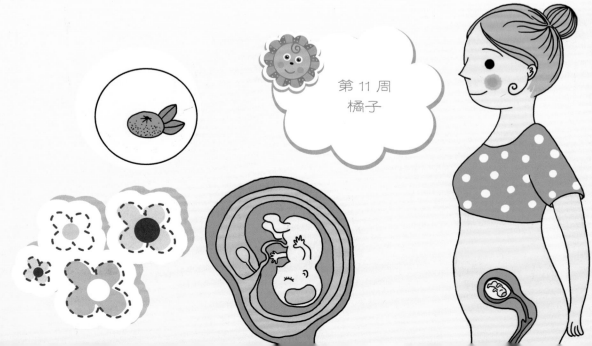

第 11 周
橘子

💧 进行音乐胎教时要注意挑选一些柔美的音乐，熟悉其内容，理解其内涵和社会背景，且音量要适中。

💧 欣赏音乐时间不要太长，刚开始时 15 分钟左右即可，并应随乐曲产生美好的联想。

💧 乐曲不要太杂，也可以给胎宝宝唱一些童年的歌谣。

💧 跟胎宝宝一起听音乐的时候，胎宝宝最好是醒的。

## 本月禁忌事宜

💧 本月还是流产的高发期，还是要避免可能引起流产的动作，仍然不能够进行性生活。

💧 禁止随便使用药物。

💧 下列药物对妊娠初期特别危险：感冒药、结核药、痔疮药、肠胃药、眼药、安眠药、解热镇痛药、消炎药、利尿药、眩晕药、雌激素药等。

💧 但并不是说身体不适要硬挺着，要及时去医院，并把你怀孕的情况告诉医生，让医生根据情况用药或采用其他治疗方法。

## 本月饮食营养

💧 继续补充叶酸。

💧 妊娠初期每天摄取的热量要比妊娠前多 150 千卡左右，这大约是一碗米饭的热量，所以妊娠初期并不需要吃得太多，但一定要制定均衡合理的饮食计划，特别是要保证蛋白质的

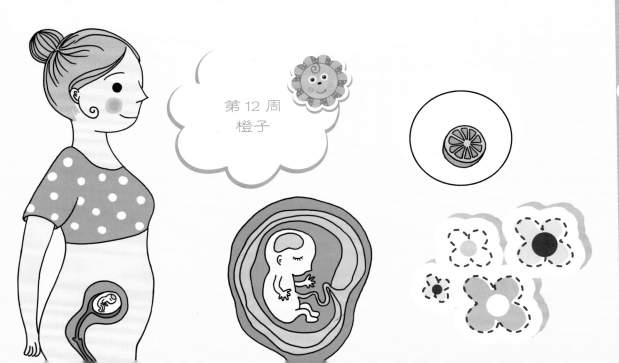

第 12 周
橙子

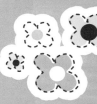

摄入量。

❥ 若准妈妈恶心、呕吐等早孕反应严重，可以口含姜片，有止吐作用。

❥ 孕早期的准妈妈不可缺少脂肪，但多数准妈妈在妊娠初期不愿食用含脂肪多的食物，因为那样可减轻妊娠反应，这就必然造成妊娠早期脂肪摄入量偏少，可适当吃些核桃、芝麻来补充脂肪。

孕妇在第3个月时，只要吃饱了饭菜，身体便可获得足够的热量和蛋白质，但是在复杂的代谢过程中，还需要维生素的帮助和催化，所以孕妇要多吃新鲜的水果和蔬菜。

怀孕前期是胎儿的骨骼及内脏的形成期，孕妇最好多吃一些含钙及蛋白质的食物，而且蛋白质每天至少要摄入40克才可以维持孕妇的蛋白质平衡。

推荐食谱：鱼肉水饺、豆芽炒肉丝、海米拌芹菜、鱼香肝片、花生炖猪蹄、虾油拌豆腐、干蒸鲤鱼、酸辣鱿鱼卷、香椿蛋炒饭、炝虾子菠菜、蛋黄菜花汤、虾皮粉丝汤、豆腐干拌豆角、拌海蜇皮、五丝黄瓜、凉拌什锦、菠菜肉丝拌凉粉、小窝头、糖醋黄鱼、肉丝榨菜汤、健胃萝卜汤、口蘑烧茄子、虎皮核桃仁、扒银耳、白菜煮海瓜子、甜脆银耳盅、炒胡萝卜酱、麻酱拌茄子、虾皮烧冬瓜、炝芹菜。

## 孕期检查指导

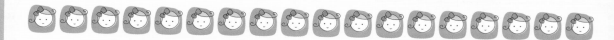

❥ 若准妈妈在上个月没有去医院进行全面检查并建档，那在该月就必须去了。

月末体重

孕检时间及结果

妊娠反应的症状（具体有哪些反应及程度）

本月异常状况（如体温及血压异常、疼痛、阴道出血、下肢浮肿、头昏、视力障碍、患病及治疗过程等）

B超显示

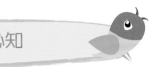

## 本月要事必知

🍂 上班族准妈妈怀孕后继续工作，需要注意以下几个问题：电脑发出的电磁辐射，对细胞分裂有破坏作用，准妈妈要尽量少用电脑，并使用电脑防护服；电话是一项最容易在写字楼里传播疾病的办公用品，电话听筒上 2/3 的细菌可以传给下一个拿电话的人，所以最好拥有一部独立的电话机。

🍂 准妈妈尽量每隔 2 ~ 3 个小时到室外走动走动，活动一下，呼吸几口新鲜空气。

🍂 有些过敏体质的人会因为接触复印机而发生咳嗽、哮喘，所以准妈妈要尽量少与复印机打交道，并要适当增加摄入含维生素 E 的食物。

🍂 准妈妈要注意自己的阴道是否出血，哪怕稍有出血，也要去医院诊断。

🍂 准妈妈最好穿浅颜色的内裤，这样少量的流血也能够及时被发现。

🍂 若短时间内体重下降较多，或者妊娠反应到水都喝不下，就要找医生诊断。

## 本月准妈妈记事

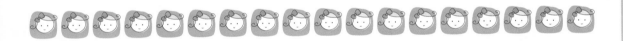

月末体重

孕检时间及结果

妊娠反应的症状（具体有哪些反应及程度）

本月异常状况（如体温及血压异常、疼痛、
阴道出血、下肢浮肿、头昏、视力障碍、患
病及治疗过程等）

B 超显示

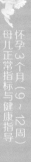

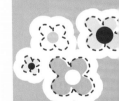

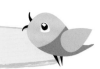

妈妈的心事说给你

写下美丽心情和孕期趣事吧，为自己和宝宝留下一份美丽的人生回忆。

怀孕

3

个月

（9～12周）

MONTHS

快速成为合格的准妈妈和准爸爸

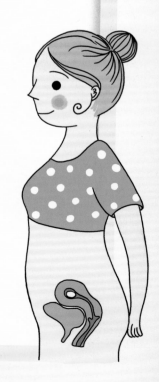

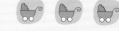

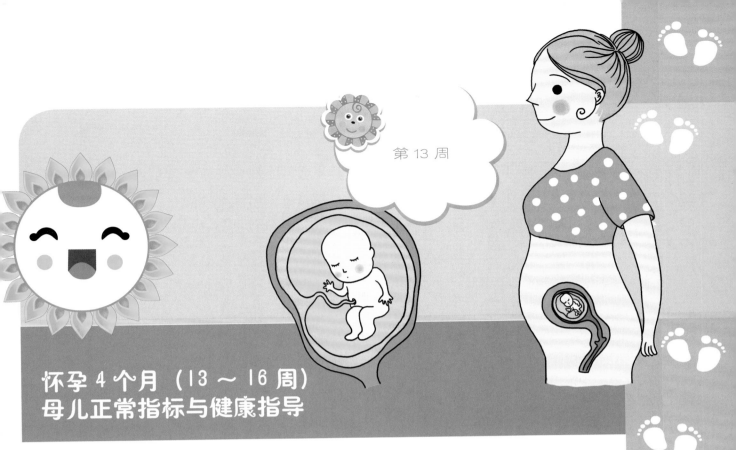

第 13 周

# 怀孕 4 个月（13～16 周）
# 母儿正常指标与健康指导

从该月开始到怀孕 8 个月，通常被称作孕中期。进入孕中期，胎儿看上去更像一个漂亮娃娃了，他（她）的眼睛突出在头的额部，两眼之间的距离在缩小，耳朵也已就位。现在胎儿的身体在迅速成熟，腹部与母体联结的脐带开始成形，可以进行营养与代谢废物的交换。现在你是否觉得胃口大开，食欲旺盛，食量猛增。现在胎儿正在迅速地长大，需要的营养物质更多，丰富的营养会通过你的嘴，源源不断地供给新生命。

在该月，胎盘的发育基本完成，流产的风险降低了，妊娠反应逐渐消失，食欲也开始恢复了。准妈妈开始进入怀孕的黄金时期。

## 准妈妈身体变化

一般准妈妈在怀孕 4 个多月时，其腹部就开始明显地显形，那是因为子宫已经长到如小孩头的大小，准妈妈对自己下腹部慢慢地充实起来会感到很惊奇。

尽管子宫被极大地扩张了，但准妈妈处于静态时，腹内的压力是完全正常的。

准妈妈会明显地感到乳房增大，乳头周围发黑的乳晕更为清晰。

流产的可能性明显减少，但白带、腹部沉重感及尿频现象依然持续存在。

妊娠斑也开始较为明显，要避免日光直接照射面部。

妊娠反应开始逐渐消失，胃口变得好了起来。

怀孕

**MONTHS**

**4**

个月

（13～16周）

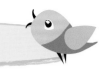

## 胎宝宝身体变化

🐦 本月末，胎宝宝身长 16 厘米左右，体重约 150 克。

🐦 这时可以在准妈妈的腹部听到胎宝宝心脏跳动的声音（称胎心音），频率约 150 次／分钟。

🐦 胎宝宝肺脏的形成在此期已基本完成，呼吸运动变得发达起来，胸部能够做有节奏规律的收缩活动，横膈膜开始发生移动。

🐦 胃肠道的功能充分发育，可以吸收水分，并将不被吸收的物质运送至大肠。

🐦 免疫系统亦逐步完善，胎宝宝血液中某些抗体的浓度达到一定水平。

🐦 双臂及两腿的关节已经形成，手指可以完全握紧，四肢活动有力，在羊膜腔中能够做一些动作，如用小脚踢踢妈妈的子宫壁，变动位置，手也可以移动到身体的各个部分。

🐦 胎盘发育完成，附着在胎盘上的脐带将胎宝宝与妈妈联结成为一体，形成维持胎儿发育的系统。

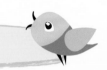

## 准爸爸的关怀

🐦 准爸爸要经常和准妈妈一起去散步或进行其他的适当运动，有了准爸爸的陪同，准妈妈对活动会更有积极性，准爸爸也可以在此过程中与准妈妈交流并保证准妈妈的安全。

🐦 有计划地给胎宝宝做循序渐进的胎教。

🐦 让胎宝宝听柔和的音乐，多跟胎宝宝说话。

🐦 陪准妈妈参加产前学习班，多了解孕期及生产知识，尤其要学会如何照顾准妈妈及对胎宝宝和准妈妈进行健康监护。

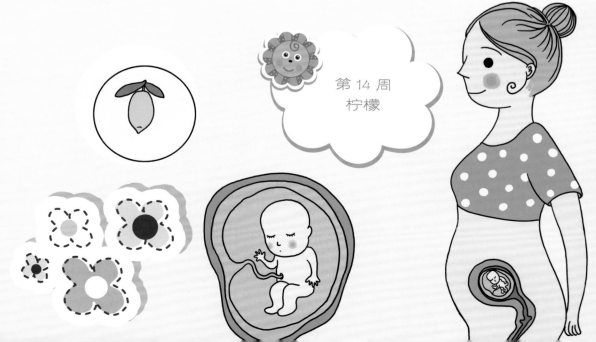

第 14 周
柠檬

💧 准爸爸可以购买市售听胎心的仪器为准妈妈进行胎心监护。

💧 一定要提醒准妈妈按期进行孕期检查，能够陪同准妈妈去检查是最好不过的。

💧 若准妈妈身体比较正常（无流产经历，无流产前兆，状态较好，不疲劳），在整个妊娠中期都可以进行适度的性生活，但要注意采用不压迫准妈妈腹部的体位，并且不能够插入太深、动作过大，性生活也应比正常情况减少。

💧 在性生活过程中，如准妈妈感到不适，要立即停止，并注意观察。

💧 不要强烈刺激准妈妈乳头，以避免引起子宫收缩而流产。

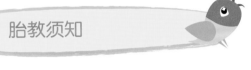

## 胎教须知

💧 妊娠4个月是胎宝宝大脑发育的重要时期，与记忆有关的器官开始生成。

💧 此期，可以多进行一些语言胎教，比如念一些故事或诗歌，主要目的是让胎宝宝熟悉爸爸妈妈的声音，与爸爸妈妈建立精神上的纽带。

💧 胎宝宝的情绪已经逐渐能与准妈妈保持同步了，所以，准妈妈要努力使自己保持愉快的心情，这也是一种非常重要的胎教。

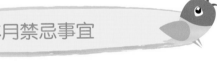

## 本月禁忌事宜

💧 孕中期需要增加营养，但不能够只吃大鱼大肉，忽略摄取主食。

💧 应选择标准米和标准面粉，少吃精米精面。

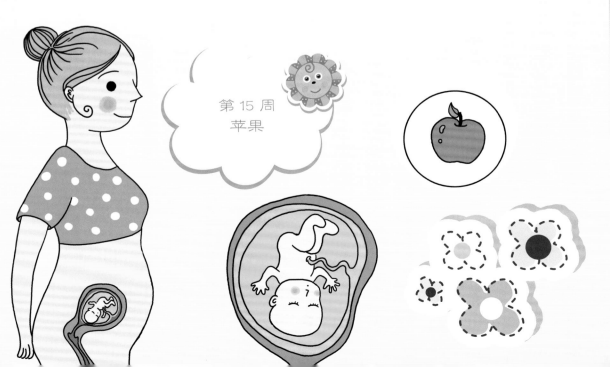

第 15 周
苹果

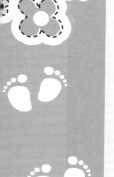

🍃 营养的增加并不意味着准妈妈的体重要快速增加，要更重视饮食的质与饮食的均衡，而不是饮食的量。

🍃 不要在一个地方站立过长的时间，也要避免在一个地方坐太久，要经常起来走动。

🍃 坐下或站着的时候，避免弯腰驼背。

🍃 避免坐在过于松软或无靠背的椅子上。

🍃 避免睡过软的床。这样可以避免或缓解腰痛。

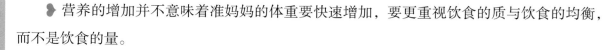

**本月饮食营养**

🍃 胎宝宝的身体发育，尤其是牙齿和骨骼发育，需要大量的钙，准妈妈一定要增加钙的摄入量，以增加体内钙的储备，满足胎宝宝的需要。

🍃 要在饮食中注意多食用鱼类、鸡蛋、杏仁、芝麻、瘦肉等。

🍃 每天喝500～600毫升牛奶是最好的补钙方法。

🍃 随着胎宝宝的快速成长，在孕中期，要增加每天摄入的蛋白质量。

🍃 在孕中期容易发生贫血，要注意铁质的摄入。

🍃 此阶段，纤维质的摄入也很重要，它可以很好地预防孕期便秘。

🍃 在整个孕中期食欲会比较旺盛，但是也要合理控制进食量，不能够忘记对体重的控制和监测，体重的过快增加会引发很多问题。

🍃 每周的体重增加要控制在300～400克，绝不应超过500克。

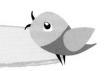

第16周
梨

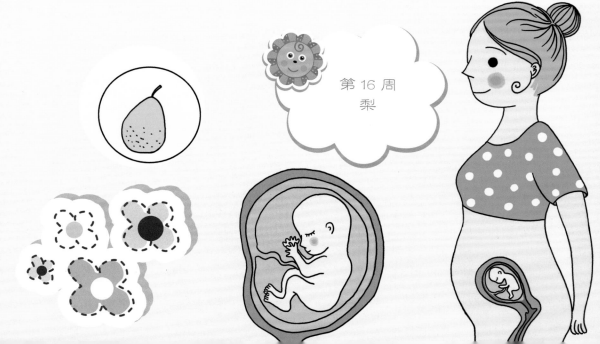

26

妊娠4个月饮食的重点是：使孕妇摄取足够的营养。在该时期，由于早孕反应的结束，身心皆舒适，胎儿的内环境也很安定，亦是食欲突然旺盛的时期，过去一直不太需要营养的胎儿现在进入了急速生长的时期，需要较多的营养，所以孕妇要多摄取蛋白质、植物性脂肪、钙、维生素等营养物质。特别是有过严重早孕反应的人，身体的营养状况不好，为追回损失，必须吃充足的饭菜和注意食疗。

由于孕妇要负担两个人的营养需要，所以需要比平时更多的营养，但是要控制食用过咸食物、辛辣食物和冷食，如大蒜、辣椒、冷饮等。

因为这些会成为泻肚、流产及早产的原因。每天早晨喝一杯温开水。此外，要避免过多脂肪和过分精细饮食，一定要保证铁元素和维生素的摄取。

孕妇在4个月时注意体重的增长，要合理的摄入热量，建议此期最好每天应有谷类主食350～500克，如米、面、玉米、小米等；动物性食物100～150克，如牛、羊、猪、鸡、鱼肉、蛋等；动物内脏50克，每周至少1～2次；水果100～200克；蔬菜500～750克；奶及奶制品250～500克；豆及豆制品50克，如豆腐、豆浆、红小豆、绿豆、黄豆等；油脂类25克，如烹调油等。

推荐食谱：豆芽生鱼片、油爆肚仁、小米面发糕、清炖牛肉汤、烩二冬、牛奶大米饭、木瓜羊肉汤、木须肉、茭白炒鸡蛋、烧鸭肝、虾子烩豆腐、雪菜炒鱿鱼、红烧海参、虾皮炒韭菜、核桃明珠、牛骨营养汤、板栗烧鸡、杏仁扣猪肘、肉丝黄瓜面、素菜包子、什锦甜粥、鸡翅烧猴头菇、蛋皮炒菠菜、虾仁炒油菜、碧绿鱼肚、麻酱番茄、核桃红枣兔肉汤、爆炒黑三丝、三色馒头、白扁豆粥。

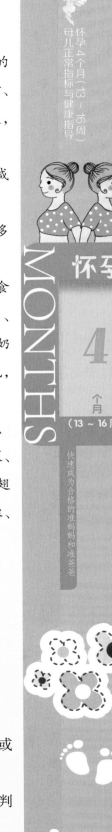

怀孕4个月（13～16周）
母儿正常指标与健康指导

MONTHS

怀孕

4

个月

（13～16周）

快速成为合格的准妈妈和准爸爸

## 孕期检查指导

🍼 在妊娠中期，每月进行一次孕期检查。

🍼 每次的检查除了一些常规的项目外，还要根据孕期的不同特点选择一些在检查目的或检查方法上区别于别次检查的项目。

🍼 妊娠4个月时，超声波检查能够分辨胎儿头部和身躯，通过测量两耳之间的长度来判断胎儿成长的状态，也可以诊断出大脑和头盖骨没能及时发育的无脑症。

🍼 也有的医院会把这次检查与孕中期的超声波全面检查合并为一次进行。

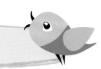

## 本月要事必知

❦ 在睡眠时，如果采取仰卧或右侧卧位，增大的子宫会压迫腹部主动脉及扭转子宫韧带和系膜，使子宫血流量明显减少，直接影响胎儿的营养供给和生长发育，要注意选择左侧卧位休息和睡眠。

❦ 此期，准妈妈的汗水和皮脂的分泌比较旺盛，容易发生皮肤病，所以一定要保持身体清洁，经常洗澡，经常换内衣裤。

❦ 要注意的是，在洗澡时要加倍小心，防止滑倒等意外发生。

❦ 这段时间，即使流产的危险性小了，但习惯性流产的发生率仍然很大，仍然要非常谨慎。

❦ 该阶段，准妈妈的体温仍然较高，如果在自我监测过程中发现体温降低，要引起足够的重视。

❦ 若想在孕期做一次旅行的话，孕4月再好不过了。

❦ 有条件的准妈妈应该参加产前学习班，学习相关知识,这对消除妊娠紧张焦虑很有作用。

## 本月准妈妈记事

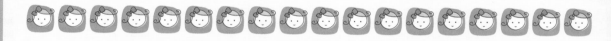

月末体重

孕检时间及结果

妊娠反应的症状（具体有哪些反应及程度）

本月异常状况（如体温及血压异常、疼痛、
阴道出血、下肢浮肿、头昏、视力障碍、患
病及治疗过程等）

B超显示

妈妈的心事说给你

写下美丽心情和孕期趣事吧，为自己和宝宝留下一份美丽的人生回忆。

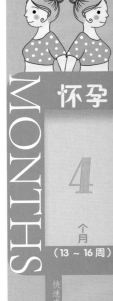

怀孕4个月（13～16周）
母儿正常指标与健康指导

MONTHS

怀孕

4 个月

（13～16周）

快速成为合格的准妈妈和准爸爸

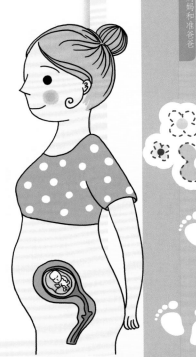

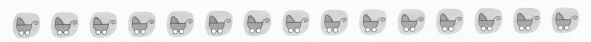

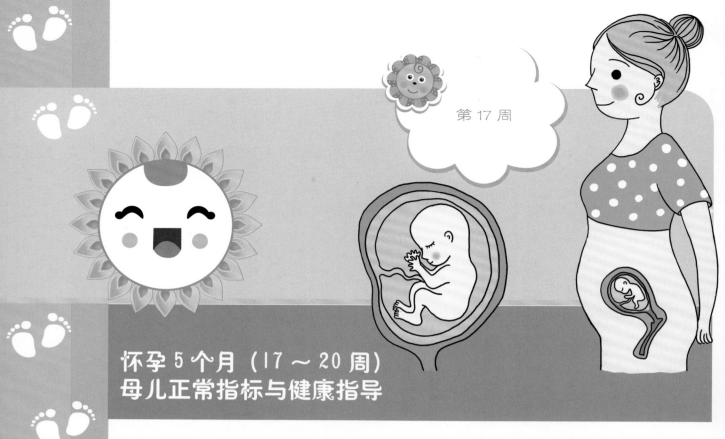

## 怀孕5个月（17～20周）母儿正常指标与健康指导

🌸 该月，胎盘功能更加完善，胎宝宝的生长速度加快。

🌸 该月的一个最令人惊喜的变化就是绝大多数准妈妈都能够感觉到胎动了，准妈妈真切地知道小生命的存在了，那种兴奋与幸福，真是难以形容。

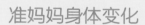 
## 准妈妈身体变化

🌸 伴随着妊娠向前发展，妈妈在外貌与体形上出现了较大的变化，子宫的增大使下腹愈发隆起，子宫底的高度与肚脐平齐，乳房、臀部增大丰满，皮下脂肪增厚，体重增加。

🌸 面部、乳晕、外阴部的色素继续沉积。

🌸 乳房开始分泌初乳，初乳是一种淡黄色、稀薄液体。

🌸 随着乳房的增大，应及时选戴合适的胸罩，维持乳房的张力以避免日后乳房下垂，注意不要用手挤压乳头。

🌸 妊娠带来一些生理变化及不适：清晨刷牙时，牙龈易出血。

🌸 因阴道局部充血，宫颈分泌功能旺盛，阴道分泌物继续增多。

🌸 由于关节、韧带的松弛，还会感到腰背酸痛。

🌸 这一时期，准妈妈可以明显地感觉到腹中胎宝宝有力的活动，胎动是胎宝宝生命体征之一，是妊娠诊断的依据，是反应胎宝宝子宫内生存情况的重要指标。

🌸 准妈妈应将首次感觉胎动时间记录好，在做产前检查时，供医生参考。

## 胎宝宝身体变化

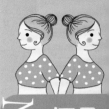

🐦 胎宝宝在妈妈的腹中日渐发育成长，此时身长 25 厘米左右，体重约 300 克。

🐦 身体已经是 4 等份，体型逐渐变得匀称。

🐦 全身皮肤由深红色透明变为不太透明的红色，从头、面部开始，全身渐渐被汗毛所覆盖，头上长出少量的头发，皮下开始储存脂肪。

🐦 背部及四肢关节皮肤皱褶处形成一种白色油腻状的物质叫作胎脂，它具有保护皮肤的作用。

🐦 骨骼肌进一步发育，胎宝宝在羊膜腔中较活泼。

🐦 心脏发育不断完善，跳动非常明显。

🐦 牙釉质、牙质开始沉积。

🐦 大脑联合完成，脊髓髓鞘开始形成，大脑皮质具典型层次。

🐦 胎宝宝的听觉、视觉、味觉进一步发育：可以较真切地听见外部传来的各种声音。

🐦 视网膜已经发育，对光线会有所反应。

🐦 胎宝宝可以尝出一些味道。

🐦 胎宝宝的间脑已经发育，能及时产生与准妈妈完全一致的喜怒哀乐等感受。

## 准爸爸的关怀

🐦 在孕 5 月，除了要像前几个月那样在衣食住行上全方位照顾准妈妈、让准妈妈开心外，

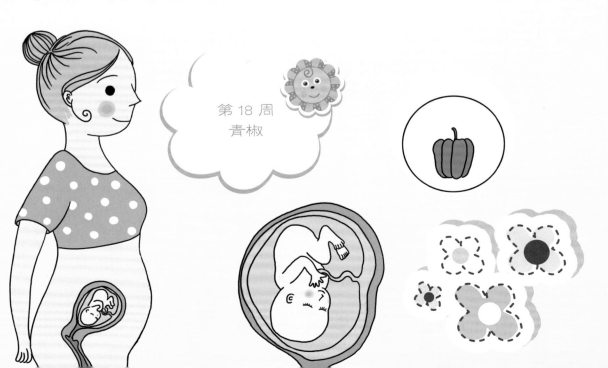

第 18 周
青椒

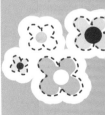

为准妈妈听胎心应成为今后的必修课。

❧ 用胎心仪是最简单、最准确的方法。

❧ 当然，当胎龄够大时，准爸爸用耳朵直接贴在准妈妈腹部胎儿心脏的位置也可以听到胎心，只不过用耳朵不是每次都听得到，需要准爸爸有很好的耐心。

❧ 每次听胎心至少 1 分钟，正常的胎心率为 120 ~ 160 次 / 分钟，在某些情况下，比如准妈妈情绪激动或运动过后，胎动过后，胎心率可能大于 160 次 / 分钟。

❧ 若在安静状态下，10 分钟之内，发现胎心率总是不在正常范围之内，应及时去医院就诊。

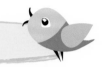

## 胎教须知

❧ 妊娠 5 个月了，胎宝宝的听力发育基本完成，大脑发育也更完善了，能够记忆声音了。

❧ 所以，从该阶段开始，可以正式进行音乐胎教和语言胎教了。

❧ 方法见妊娠 3 个月。

❧ 多数准妈妈在此时期会感觉到胎动，准妈妈可以通过抚摸帮助胎宝宝做体操，促进胎宝宝动作能力的发展。

❧ 抚摸胎教的具体方法：准妈妈仰卧在床上，全身放松，用手捧着腹部，从上而下，从左到右，反复轻轻按摩，然后再用一个手指反复轻压。

❧ 若胎宝宝出现烦躁或用力蹬踢，则应停止抚摸。

❧ 时间以 3 分钟左右为好，并且动作一定要轻柔。

❧ 注意：有流产、早产迹象者，不宜进行抚摸胎教。

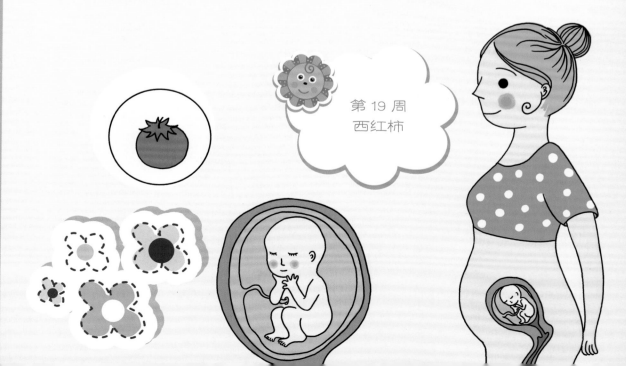

第 19 周
西红柿

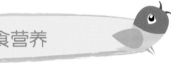

## 本月禁忌事宜

❥ 一定注意不要让体重增加过快，在该月里，体重增加 1 千克是比较合适的。

❥ 在此阶段，妊娠对准妈妈身体的改变已经很明显了：腹部增大，行动不便。

❥ 妊娠斑出现。

❥ 可能会有浮肿和静脉曲张等。

❥ 准妈妈千万不能因此而产生太大的心理压力，因为严重的心理压力会对准妈妈和胎宝宝造成很大影响，一定要以积极的心态来面对这种压力。

❥ 此阶段，准妈妈不能因为身体的变化而不去活动，适度的运动能够让准妈妈和胎宝宝更加健康。

❥ 但应注意，运动一定要适度，在开展某项运动之前，最好经过医生的允许。

## 本月饮食营养

❥ 胎儿会通过胎盘从准妈妈的血液中连续吸收铁，并生成自己的血液。

❥ 妊娠会使准妈妈血液总量增加，红细胞的数量也要相应地增加。

❥ 上述情况都要求准妈妈增加铁的摄入量。

❥ 若铁的摄入不足，就会发生妊娠期贫血，会导致易疲劳、眩晕、心跳过速、头痛、无力等症状。

❥ 为预防妊娠期贫血，在平时要注意多食用含铁丰富的食物，如木耳、瘦肉、蛋黄、绿

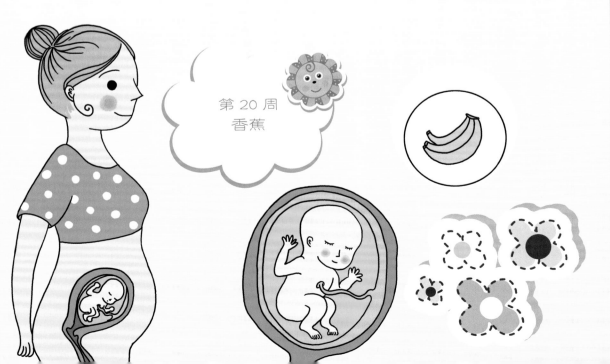

第 20 周
香蕉

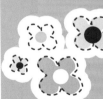

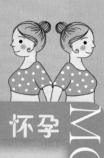

叶蔬菜、有色水果等。

◗ 含铁的食物与维生素 C 一起食用，效果会更好，因为维生素 C 有助于铁的吸收。

◗ 咖啡因会妨碍铁质的吸收，所以在用餐前后 1 小时内不应饮用咖啡或茶。

◗ 如果通过饮食不能够解决贫血症状，那么就应该在医生的指导下服用相应药品。

20 周时的胎儿生长趋于平稳，此时您需要将更多的精力放到增强营养上。怀孕早期食欲不振的情况早已消失，您会在本阶段食欲大增，应尽量多吃些营养均衡的食品，切忌饮食过量。过量饮食会增加生产时的困难和痛苦，此外还容易造成高血压、糖尿病等疾病，同时对胎儿的发育也没有什么好的作用，所以科学饮食是非常重要的。

妊娠 5 个月时，孕妇容易贫血，要小心谨慎。在该时期孕妇要注意及时补充铁。铁在肝脏、蛋黄、海藻类、菠菜、荷兰豆、紫苏叶、大豆、黄豆粉、黑砂糖、蜂蜜中含量丰富。

孕 5 月时，孕妇下腹部隆起已经很显眼了，腹部有下坠、松弛之感，饭后食物在胃里不易消化，可以每顿饭减少进食量，将一日三餐分为四餐、五餐，即少食多餐。

从本月起，孕妇应注意补钙，可加服鱼肝油，但有些人因补钙心切而大量服用鱼肝油，这样做是不妥当的，因为过多的服用鱼肝油会使胎儿骨骼发育异常，造成许多不良后果。对于长期在室内工作、缺乏晒太阳机会的孕妇，要在医生的指导下适量补充维生素 D 以促进钙的吸收。

推荐食谱：青椒炒鸡蛋、糖醋鱼卷、莲蓬豆腐、海米烧油菜、鸭馄饨、蜜汁猪排、桂圆肉粥、三鲜烩鱼唇、八宝粥、核桃江米粥、黑糯米粥、豌豆粥、油炸茄盒、葱油锅饼、蛋皮烧麦、玉米虾皮饺、五仁饺子、海参粥、猪肝菠菜汤、拌豆腐干丝、柿椒炒嫩玉米、鲤鱼补血汤、生姜泥鳅汤、糯米莲子粥、大枣粥、桂花馒头、猪肝炒核桃、芙蓉鸡丝、红枣羊骨粥、香菇小米粥。

## 孕期检查指导

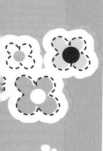

◗ 本月要进行一次孕期检查，本次检查有下面的特别项目。

◗ 畸形儿检查：能够了解胎儿的脊椎畸形和其他几种先天性畸形，还能识别染色体异常发生率较高的孕妇，以便接受羊水检查。

◗ 羊水检查：一般称作染色体检查，通过检查可发现异常。35 岁以上的高龄孕妇，都应该接受羊水检查。

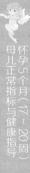

MONTHS

怀孕

**5**

个月

（17～20周）

快速成为合格的准妈妈和准爸爸

## 本月要事必知

❥ 妊娠期间，准妈妈容易出现牙肉肿胀、牙龈出血、龋齿等情况。所以，准妈妈应注意做好口腔的清洁工作，注意充分摄取含有镁、磷、维生素 D 等的食物。

❥ 若牙齿需要治疗，那就选择在该时期治疗，会比较安全。

❥ 因为准妈妈外阴发生了明显变化，皮肤更加柔弱，皮脂腺和汗腺的分泌较体表其他部位更加旺盛。

❥ 同时，由于阴道上皮细胞通透性增高，以及子宫颈腺体分泌增加，使白带大大增多。

❥ 局部清洁时，注意不要用热水烫洗，也不要用碱性肥皂水洗，更不要用高锰酸钾溶液清洗。

❥ 从本月开始，睡眠时间要适当延长，可以比平时增加 1 个小时。

❥ 由于腹部的迅速增大，要准备宽松的衣物了，不能再穿紧身的衣服了。

## 本月准妈妈记事

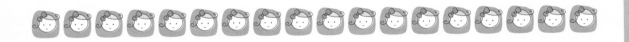

月末体重

第一次胎动时间

胎心监测情况

孕检时间及结果

是否还有妊娠反应症状

本月异常状况（如体温及血压异常、疼痛、
阴道出血、下肢浮肿、头昏、视力障碍、患
病及治疗过程等）

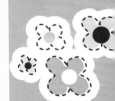

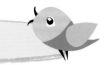

妈妈的心事说给你

写下美丽心情和孕期趣事吧，为自己和宝宝留下一份美丽的人生回忆。

怀孕

MONTHS

5

个月
（17～20周）

快速成为合格的准妈妈和准爸爸

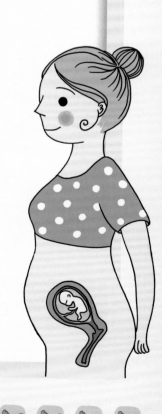

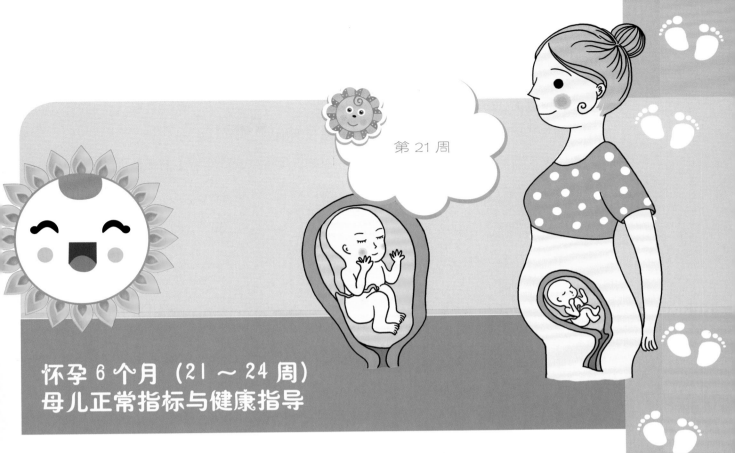

第 21 周

# 怀孕 6 个月 (21 ～ 24 周)
# 母儿正常指标与健康指导

🌸 胎宝宝的肌肉和神经已经充分发育，已经可以比较自如地活动了，再加上此期羊水量增加明显，胎宝宝可以自在地在羊水中游动。

🌸 所以，准妈妈能够更多地感觉到胎动了。

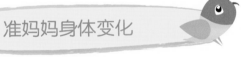
## 准妈妈身体变化

🌸 6 个月时，准妈妈子宫明显增大，子宫底的高度约在耻骨联合上方 18 ～ 20 厘米处。

🌸 这时，小腹隆起已经相当明显，支撑子宫的韧带被拉长，偶尔会产生痛感。

🌸 由于子宫压迫，会出现呼吸困难、消化不良等症状。

🌸 由于子宫压迫下腔静脉，使盆腔及下肢血管内的血液淤积，血流不畅，压力增加，这种情况再加上孕期激素的变化，很可能会造成准妈妈下肢浮肿，也可能造成静脉曲张。

## 胎宝宝身体变化

🌸 6 个月的胎宝宝身长 30 厘米左右，体重约 700 克。

🌸 皮肤出现皱纹，皮下脂肪开始沉积，此期出生的胎儿已有呼吸动作，但离开妈妈的子宫很难存活。

🌸 汗腺在形成，上下肢的肌肉已发育良好。

🐦 能够咳嗽、打嗝、皱眉、眯眼，在熟睡时会被外界的声音吵醒，会吸吮自己的大拇指，能够吞咽身体周围的羊水，再通过小便排在羊膜腔中。

🐦 胎宝宝浮动在羊水中，借助于羊水的保护，免受来自子宫壁上的任何外来压力的影响，羊水能够保持适当的温度，并使胎宝宝在羊膜腔内容易变动位置。

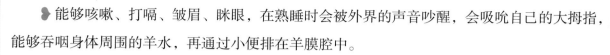

## 准爸爸的关怀

🐦 从本月开始，每次的产检中增加了测量宫高与腹围两个项目，以了解胎宝宝的生长情况，测量的时间一般与产检时间相同。

🐦 不过，准爸爸也可以学习一下测量方法，在两次产检的中间再测量一次，以便对妊娠情况有更多了解，及时发现问题。

🐦 测量宫高的方法：准妈妈排尿后，平卧于床上，准爸爸用软尺测量耻骨联合上缘中点至宫底的距离，此距离即为宫高。要将测量时间及结果记录下来，与孕周标准对照，如发现宫高间隔两周没有变化，要让准妈妈接受医生检查。

🐦 测量腹围的方法：准妈妈排尿后，平卧于床上，准爸爸用软尺经准妈妈肚脐绕腹部一周，这一周的长度就是腹围。要将测量时间及结果记录下来，与孕周标准对照，如发现增长过快或过缓，则应考虑是否是羊水过多或胎宝宝发育迟缓。

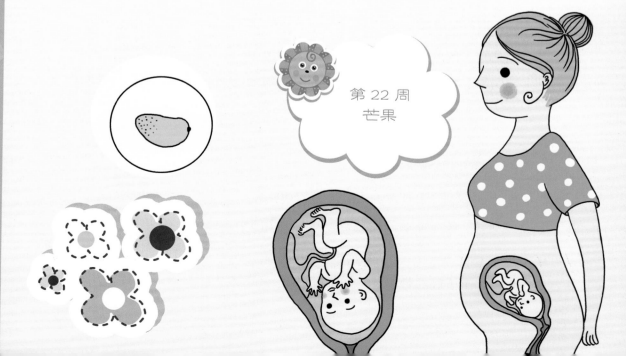

第 22 周
芒果

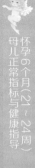

## 胎教须知

❥ 该时期的胎宝宝神经细胞发育旺盛，对外界产生了很大的兴趣，在他醒着的时候，总是在注意倾听着外界传来的声音。

❥ 所以，准妈妈要经常到外面去散步，让胎宝宝多去倾听大自然和谐优美的声音，这会是很好的对胎宝宝的刺激。

❥ 注意，不要到声音嘈杂的地方去，因为这会引起胎宝宝的反感。

❥ 该时期，还要经常一边抚摸腹部，一边轻柔地对胎宝宝说话，这时的胎宝宝可以清楚地感觉到你的抚摸，他可能会对你做出很好的回应。

## 本月禁忌事宜

❥ 从此期开始，要对自己的动作特别注意。

❥ 要避免瞬时对腰腹施加压力的动作，也要避免身体的震动。

❥ 尽量不要拿重物，不要进行身体跳动的动作。

❥ 若想捡拾掉在地上的东西，应该采取屈膝下蹲的方式，让上身保持挺直，以免对腹部造成压力。

❥ 不能够挺直身体伸手去拿高处的东西，防止对腹部的过度拉伸。

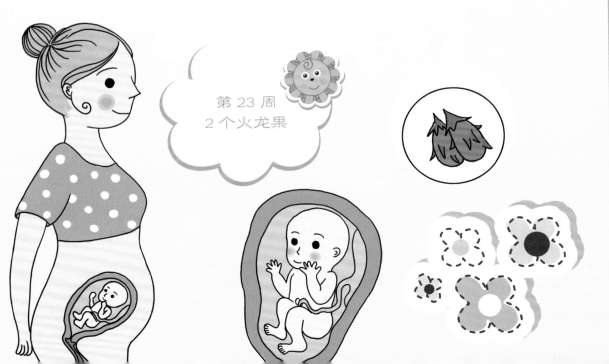

第 23 周
2 个火龙果

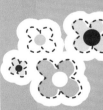

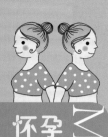

❥ 要避免长途旅行。长时间坐车的晃动或震动会造成腹部疼痛加剧，也会有早产的危险。在长途旅行中，也不利于对准妈妈的监护。

❥ 要避免身体受凉。身体处于过凉状态，会造成子宫收缩，可能会有早产的危险。在妊娠中后期一定要注意保暖。

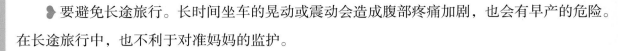

## 本月饮食营养

❥ 在妊娠期间，由于激素的影响，平滑肌变得松弛，肠蠕动变得不规则。

❥ 子宫增大压迫内脏，也影响了肠的正常运动。

❥ 这些都会导致准妈妈在妊娠中期和后期容易发生便秘。

❥ 为了预防便秘，除了保持规律的生活作息习惯、进行适量运动外，饮食调理也是必不可少的。

❥ 在饮食过程中，要遵循下面的原则。

❥ 多吃纤维素含量丰富的糙米或蔬菜等食物。

❥ 每顿饭至少有 2 种以上的蔬菜。

❥ 多饮用果汁或水。

❥ 少吃含糖的食品。

❥ 需要注意的是，纤维素摄入过多有可能会降低钙和铁的吸收率，因而要适度。

妊娠 6 个月，孕妇的体型会显得更加臃肿，到本月末将会变成大腹便便的标准孕妇模样。此时，孕妇和胎儿的营养需要猛增，应该注意增加适量的营养，以保证身体的需要。在增加

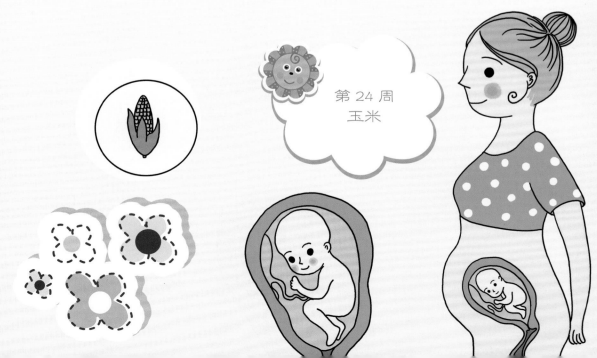

第 24 周
玉米

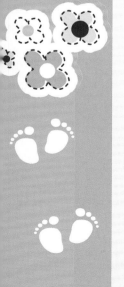

营养的同时要重点增加维生素的摄入量。

由于孕妇体内能量及蛋白质代谢加快，对维生素 B 族的需要量增加，由于此类维生素无法在体内储存，必须有充足的供给才能满足需要，所以，孕妇在此期应摄入富含此类物质的瘦肉、动物肝脏、鱼、奶、蛋及绿叶蔬菜、新鲜水果。妊娠 6 个月时，铁的摄取量一定不可缺少。因为铁是一种重要的矿物质，它的作用是生成血红蛋白，而血红蛋白能够把氧运送给细胞。人体需要摄取少量的铁，贮存在组织中，胎儿就从这种"仓库"中吸取铁，以满足自己的需要。所以，孕妇在妊娠期间还必须多吃一些富含铁的食物，例如牛奶、肉类、大叶青菜、水果等。

推荐食谱：滑炒鳝鱼丝、什锦腐竹、香芹鳝丝、香菇熏干、花生米炒芹菜、韭菜炒鸡蛋、干煸鳝鱼丝、银鱼青豆松、桃仁火腿炒虾球、虾皮萝卜丝汤、雪菜蚕豆汤、莲子桂圆汤、鸡蛋蒜苗面、鲜肉包子、叉烧包、蟹黄包子、烩蛋饺、油酥饼、葱花饼、宫保鸡丁、胡桃大米粥、首乌红枣粥、乌鱼冬瓜汤、萝卜炖鲤鱼、干贝炒苋菜、黄豆芽猪血汤、冬瓜鸡汤、鲫鱼炖海带、肝泥如意卷、黄瓜木耳汤。

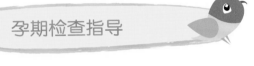

## 孕期检查指导

💧 本月要进行一次孕期检查，本次检查有下面的特别项目。

💧 超声波全面检查：此阶段，胎宝宝的发育已经完成，身体不大不小，正适合对胎宝宝进行一次全面的检查。

💧 过了该阶段以后，胎宝宝将会占据整个子宫，不太容易看到他的全貌，并且即便发现畸形，也不太可能终止妊娠。

💧 胎儿心脏共鸣检查：如果准爸爸准妈妈的直系亲属中有人患有心脏病，或者以前妊娠的胎儿心脏有异常，或者由于孕期用药而担心的话，就应该进行此项检查。

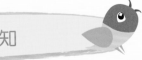

## 本月要事必知

💧 从本月开始，每天进行胎动监测是准妈妈的必修课。

💧 因为胎动是胎宝宝健康的标志，准妈妈一定要重视。

💧 胎动监测的方法如下。

每天早、中、晚各记胎动次数 1 次，每次时间为 1 个小时。

怀孕

MONTHS

**6**

个月

（21～24周）

快速成为合格的准妈妈和准爸爸

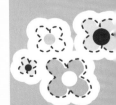

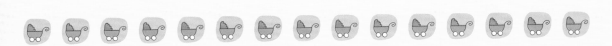

将早、中、晚 3 次记录的胎动次数相加，再乘以 4，就等于 12 小时的胎动次数。

12 小时的胎动次数一般为 30 ~ 40 次，这说明胎宝宝在子宫内的情况良好。

若次数少于 20 次或者胎动次数比原来减少了 50%，这说明胎宝宝在宫内有缺氧现象，应立即就诊，不能等到胎动消失后才到医院检查。

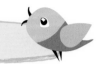

## 本月准妈妈记事

月末体重

胎心监测情况

胎动监测情况

测量宫高和腹围的时间及结果

孕检时间及结果

本月异常状况（如体温及血压异常、疼痛、阴道出血、下肢浮肿、头昏、视力障碍、患病及治疗过程等）

B 超显示

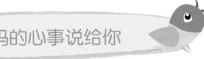
妈妈的心事说给你

写下美丽心情和孕期趣事吧，为自己和宝宝留下一份美丽的人生回忆。

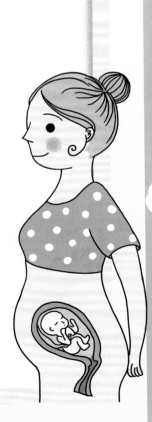

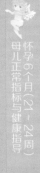

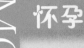

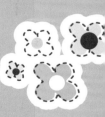

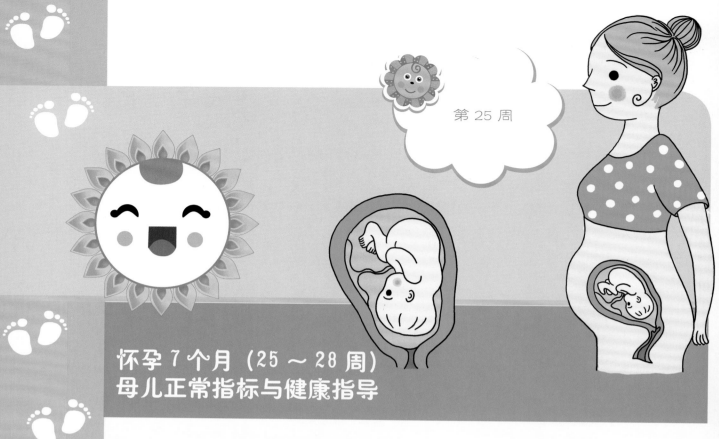

第 25 周

# 怀孕7个月（25～28周）
# 母儿正常指标与健康指导

🐾 随着子宫的增大，准妈妈腹部的妊娠纹和色素沉着越来越明显。

🐾 本阶段，准妈妈的腰痛、浮肿、便秘等不适可能会愈发严重。

🐾 胎宝宝的睡眠和苏醒开始有了规律。

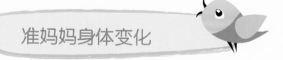

## 准妈妈身体变化

🐾 子宫增大使子宫底的高度可达脐上三横指，若从耻骨联合上缘测量其高度（宫高）为21～24厘米。

🐾 上腹部也明显凸起胀大，可以称得上"大腹便便"。

🐾 由于腹部的隆起向前，必须保持胸部向后、颈部向前、肩部下垂、脊柱前凸，才能使身体的重心保持平衡，这会引起背部一些肌肉的过度劳累，而感到明显的腰背酸痛。

🐾 子宫肌肉对外界的刺激开始敏感，如用手稍用力刺激腹部，可能会出现较微弱的收缩。

🐾 收缩时子宫内的压力一般不超过2千帕，所以不会引起疼痛，也不会使子宫颈扩张，只是有腹部紧绷感，用手触摸可感觉到腹部发硬，一般持续数秒即可消失，不必紧张。

🐾 大约有70%的准妈妈腹部、臀部、大腿及乳房皮肤会出现萎缩性皮纹，即妊娠纹。

🐾 条纹的形状弯曲、不规则，呈粉红色或紫红色，其大小和范围有较大的个体差异。

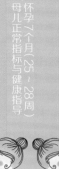

SHTHOM 怀孕 **7** 个月 （25～28周）

快速成为合格的准妈妈和准爸爸

## 胎宝宝身体变化

🐦 这一时期，胎宝宝身长约 37 厘米，体重 1000 克左右。

🐦 皮下脂肪仍很少，皮肤呈粉红色，有皱纹，因而面貌似老人。

🐦 皮肤胎脂较多，头发约半厘米长。

🐦 指（趾）甲尚未超过指（趾）端。

🐦 女孩阴唇已发育，男孩的睾丸开始下垂。

🐦 此阶段，肺部的成长速度加快，肺泡的表面活性物质已开始形成，但两肺尚未完全成熟。

🐦 由于胎宝宝的主动呼吸动作，每天有 600 ～ 800 毫升羊水通过两肺。

🐦 视网膜层完全形成，能够区分光亮与黑暗。

🐦 如在此期娩出，四肢活动良好，能够啼哭及吞咽，但宫外的生活能力弱，如果在优越的条件下监护可能存活。

## 准爸爸的关怀

🐦 按摩可以促进血液循环，增强抵抗力，有效缓解孕中期的多种不适。

🐦 准爸爸为准妈妈按摩，还可以消除准妈妈的心理压力，使准妈妈保持心情愉快。

🐦 准备工作：准爸爸彻底清洁双手。

🐦 双方深呼吸，放松。

🐦 播放轻柔的音乐帮助放松。

第 26 周
黄瓜

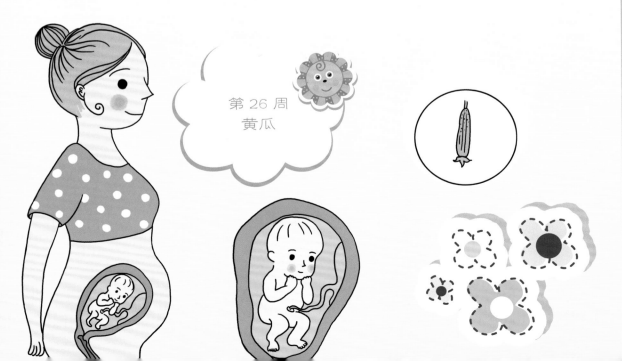

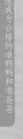

❥ 可以准备按摩油辅助。

❥ 腰部按摩：准爸爸与准妈妈坐在床上呈拥抱姿势。准爸爸握拳，在准妈妈腰部近脊椎边的肌肉上打圈按摩。

❥ 脊背按摩：准爸爸与准妈妈坐在床上呈拥抱姿势。准爸爸从骨盆以下 12 ～ 15 厘米位置开始，用双掌沿着脊椎两边的肌肉往上慢慢扫按，直至肩胛位置。

❥ 大腿按摩：准妈妈躺在床上，面向上，双腿平放。准爸爸双手环扣在膝盖位置，由下往上推按。可有效缓解准妈妈腿部浮肿。

❥ 脚跟按摩：准爸爸按摩准妈妈脚跟内侧、脚跟中间的凹陷处，能够有效地促进腿部血液循环，缓解腿部浮肿和静脉曲张。

❥ 注意：按摩时间长短应据准妈妈需要，一般按摩每个部位 10 分钟左右即可。按摩时力度以准妈妈感到舒适为准，且应保持稳定。在按摩过程中，如果准妈妈出现任何不适的症状，应立即停止按摩。

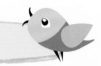

## 胎教须知

❥ 光照胎教是在胎儿期适时地给予光刺激，促进胎儿视网膜光感受细胞的功能尽早完善的一种胎教方法。

❥ 具体方法：可以每天用手电筒（4 节 1 号电池的手电筒）紧贴准妈妈腹壁照射胎头部位，每次持续 5 分钟左右。

❥ 结束时，可以反复关闭、开启手电筒数次。

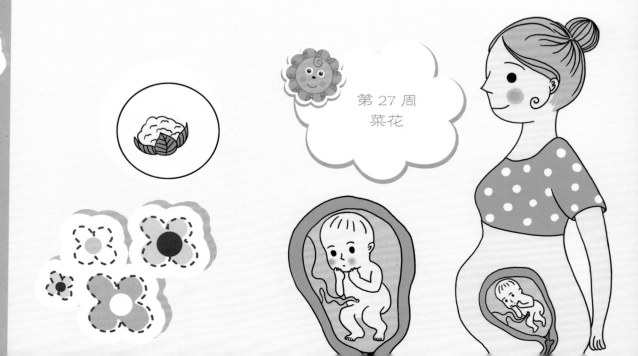

第 27 周
菜花

◆ 记录：胎教实施中，准妈妈应注意把自身的感受详细地记录下来，如胎动次数是增加还是减少，是大动还是小动，是肢体动还是躯体动。

◆ 通过一段时间的训练和记录，准妈妈可以总结一下胎宝宝对刺激是否建立起特定的反应或规律。

◆ 注意事项：不要在胎宝宝睡眠时施行胎教，这样会影响胎宝宝正常的生理周期，必须在有胎动的时候进行胎教。

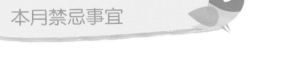

## 本月禁忌事宜

◆ 不要挺着肚子走路，这样会使腰痛加剧，在走路时要尽量挺直腰背。

◆ 不要采取仰卧的睡姿，一般来说，采取左侧卧位是比较适合的。

◆ 坐着的时候不要跷腿，不要压迫大腿的内侧，不要在一个地方坐或站过长时间，因为这些都会加重孕期静脉曲张。

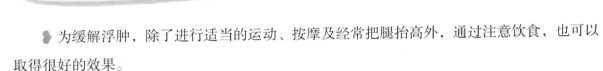

## 本月饮食营养

◆ 为缓解浮肿，除了进行适当的运动、按摩及经常把腿抬高外，通过注意饮食，也可以取得很好的效果。

◆ 多喝水：有的准妈妈认为少喝水可以减轻浮肿，这是不正确的。

◆ 少喝水不利于排出体内的废物，而体内废物的积存往往会加重浮肿。

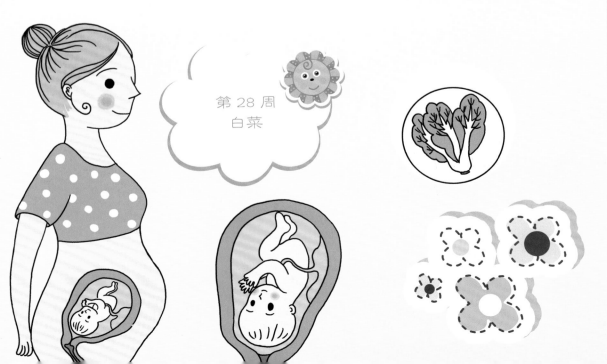

第 28 周
白菜

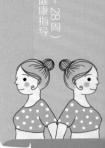
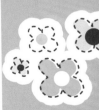

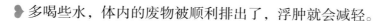

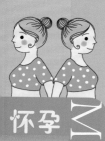

💧 多喝些水，体内的废物被顺利排出了，浮肿就会减轻。

💧 少摄入盐：少食盐可以缓解浮肿，但并不是要忌盐，这里存在一个权衡问题。

💧 摄入的盐过少可能会导致准妈妈食欲不振、疲乏无力，严重时会影响胎宝宝发育。

💧 西瓜、红豆、洋葱、薄荷、大蒜、茄子、芹菜等有较好的利尿消肿作用，可以适当吃一些。

妊娠7个月以后，胎儿大脑正在发育，代谢活动也增强，孕妇的食欲增加，需要大量的热量和蛋白质。所以，为了满足该时期的营养需要，孕妇应在孕中期的饮食基础上，多增加一些豆类蛋白质，多吃豆腐多喝豆浆。为了满足大量钙的需要，应多吃海带、紫菜等海产品。为了满足维生素的需要，多吃动物的肝脏。由于怀孕后期，胎儿生长更快，胎儿体内需要贮存的营养素增多，孕妇需要的营养也达到高峰。为此，应做到膳食多样化，尽量扩大营养素的来源，保证营养素和热量的供给。

不宜多吃动物性脂肪，也减少盐的摄入量，忌吃咸菜、咸蛋等盐分高的食品，水肿明显者要控制每日盐的摄取量，限制在2～4克之间。忌用辛辣调料，多吃新鲜蔬菜和水果，适当补充钙元素。

推荐食谱：香菇烧鹌鹑蛋、珊瑚白菜、猪肝炒油菜、鸭血豆腐汤、桃仁炒猪腰、煲仔黄牛肉、甜藕糯米粥、土豆青椒丝、东坡豆腐、芝麻烧饼、清炖牛肉汤、葱花蛋汤、鲤鱼赤豆汤、桂圆牛肉汤、鹌鹑枸杞汤、莲藕花生骨头汤、豆腐汤、乌鸡籼米粥、冬瓜鲤鱼头粥、赤豆红糖粥、红枣核桃酪、番茄猪肝面、肉菜包、百果酥饺、四川泡菜、素四喜蒸饺、什锦咸味粥、鲤鱼粳米粥、五色紫菜汤、炒猴头蘑。

## 孕期检查指导

💧 本月要进行一次孕期检查，本次检查有下面的特别项目。

💧 妊娠性糖尿病检查：妊娠性糖尿病对准妈妈和胎宝宝的健康会造成极大影响，在本月内必须进行此项检查。

💧 贫血检查：进行血红蛋白检查，以便提早发现问题，提早采取措施处理。

## 本月要事必知

💧 本月应该开始进行乳房护理了，护理的常用方法如下。

💧 保持乳头清洁：妊娠中期，乳头的分泌物较多，因而要在不弄疼乳头的前提下轻轻擦拭，

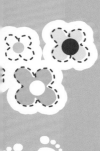

保持乳头清洁、乳孔畅通，以保证乳汁能够正常分泌。

👉 适当进行乳房和乳头按摩：乳房按摩的目的是促进乳腺发育，乳头按摩的目的是使乳头逐渐适应外部的刺激，并对凹陷或扁平的乳头有一定矫正作用。按摩最好在睡觉前或淋浴后进行。要注意，不要过分刺激乳头，如果因过分刺激乳头而引起了宫缩，出现腹部胀痛等情况，应立即停止按摩。

👉 一般来讲，可用如下方法按摩乳房。

坐下，挺直腰背，右手抓住左侧乳房，左手掌贴在乳房的腋窝一侧，平推再松开，反复 3 ~ 5 次。

左手小指放在左侧乳房底下轻轻弹击，反复 3 ~ 5 次。

左手掌托住左侧乳房下部，轻轻向上推动再松开，反复 3 ~ 5 次。

换右侧乳房同样进行。

👉 乳头按摩则可用如下方法进行。

一只手托住同侧乳房，另一只手食指和中指抓住乳头，轻轻牵引。

用手指在乳头周围边画圈边按摩，每侧做 1 分钟左右。

用手指抓住乳头轻轻牵拉和转动，要慢，不能引起疼痛，做 2 分钟左右即可。

 本月准妈妈记事

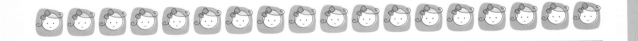

月末体重

胎心监测情况

胎动监测情况

测量宫高和腹围的时间及结果

孕检时间及结果

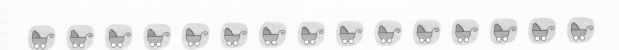

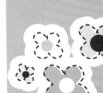

本月异常状况（如体温及血压异常、疼痛、
阴道出血、下肢浮肿、头昏、视力障碍、患
病及治疗过程等）

B超显示

妈妈的心事说给你

写下美丽心情和孕期趣事吧，为自己和宝宝留下一份美丽的人生回忆。

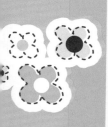

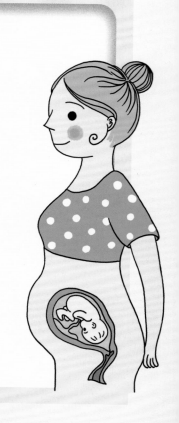

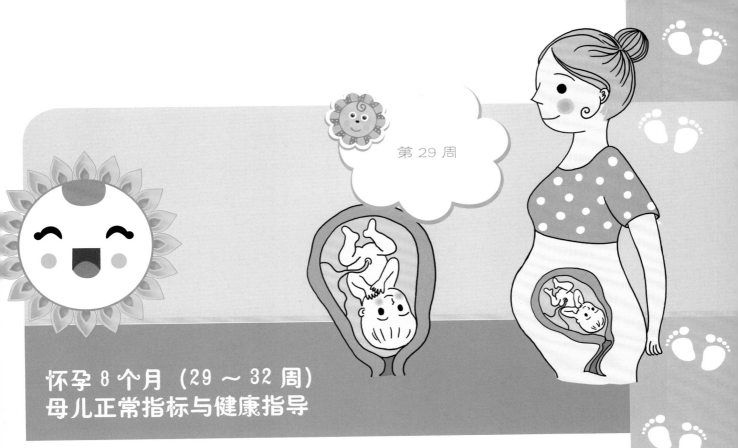

第 29 周

# 怀孕8个月 (29～32周)
# 母儿正常指标与健康指导

🌸 从该月到分娩的这段时间被称作孕晚期，在孕晚期，定期检查的密度增加：就像长途旅行者，千辛万苦地走完了一大半路，眼看就要到达终点了，更不能掉以轻心。

🌸 大多数孕妇在这一阶段将增重5公斤左右。从怀孕29周到怀孕40周理论上都称为孕晚期，该阶段也可能更长一些，有些孕妇会延长到42周，42周以后，一般都会实行催产，以免胎儿过熟，或发生其他危险。这时胎儿体重大约已有1300多克，身长大约43厘米了。此时胎儿还会睁开眼睛并把头转向从妈妈子宫壁外透射进来的光源。

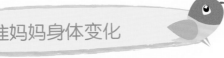

准妈妈身体变化

🌸 子宫迅速增大，宫高达到25～28厘米，腹部隆起极为明显。

🌸 随着腹部隆起，肚脐突出，动作会越来越迟钝，准妈妈特别容易感到疲劳。

🌸 孕中期的一些不适，如腰背痛、便秘、浮肿、静脉曲张等，在本期可能还会加重。

🌸 有些准妈妈可能经常会发生腿部痉挛。

🌸 增大的子宫向上挤压肺部，造成明显的呼吸困难、胸闷气短。

🌸 子宫也会压迫胃和心脏，会觉得胃痛和心口堵。

🌸 这些都严重影响了准妈妈的睡眠。准妈妈经常会难以入睡，即使睡着，睡眠质量也不高。

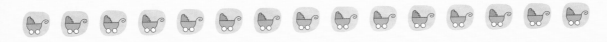

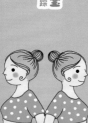

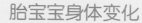

## 胎宝宝身体变化

❥ 在这段时间里，胎宝宝的发育、生长速度极快，身长约 40 厘米，体重约 1700 克。

❥ 皮肤呈深红色，皮下脂肪增厚，身体显得胖乎乎的，脸部仍布有皱纹，肌肉较为发达。

❥ 大脑增大，神经作用更为活跃。

❥ 由于身长、体重的增加，宫内的活动余地相对减少，胎宝宝在宫内的活动显得较为迟缓，胎位较为固定。

❥ 胎宝宝在宫内的位置大多数转成头部朝下，位于准妈妈的骨盆入口处即头位，少数臀部位于准妈妈的骨盆入门处形成臀位，这是一种异常的胎位。

❥ 胎宝宝的感觉器官已经发育成熟，能够自行调节体温和呼吸，即使发生早产，存活率也会相应提高。

## 准爸爸的关怀

❥ 在孕晚期，容易发生感染和早产，所以应该停止性生活，准爸爸可要控制一下，要充分理解准妈妈。

❥ 要积极学习有关孕晚期护理和分娩的知识，熟悉准妈妈的身体变化，了解一些异常情况的征兆及处理方法，做到心中有数，遇事不慌。

❥ 要把所有的家务活都包下来，即便是比较简单的家务，因为准妈妈这时做家务会非常费劲。

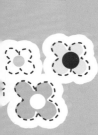

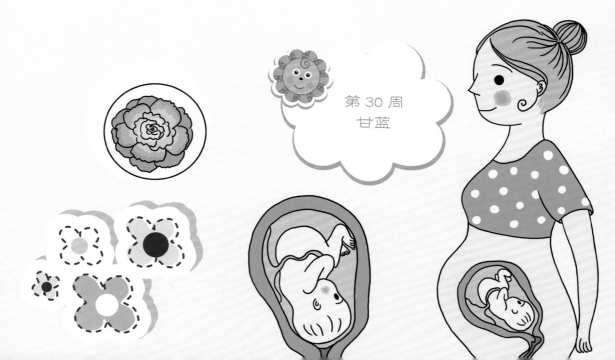

第 30 周
甘蓝

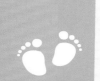

💧 要多抽时间陪在准妈妈身边，照顾她，提醒她要做的事。

💧 经常为准妈妈按摩，以消除准妈妈的紧张感，缓解准妈妈的身体不适。

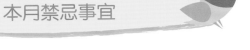

## 胎教须知

💧 本阶段，胎宝宝的神经细胞逐渐成熟，记忆力增强，听觉更加完善，能够根据爸爸妈妈声音的强弱感知他们的情绪。

💧 该时期，准妈妈看到的、听到的、感觉到的一切信息，都可以作为胎教的内容。

💧 准妈妈可以找一些轻松愉快的儿童故事，带着感情地读给胎宝宝听。

💧 也可以把所见的事物和场景绘声绘色地说给胎宝宝。

💧 另外，好听的音乐、轻轻的抚摸，也是这一阶段胎宝宝喜欢的方式。

## 本月禁忌事宜

💧 不要长时间看电视和上网，要保证生活的规律。

💧 不要长时间保持同一个姿势，要随时变换姿势。

💧 不要过分刺激乳头与腹部，不要进行可能会对腹部造成冲击和震动的运动，以避免引起早产。

💧 不要坐浴，以避免感染。

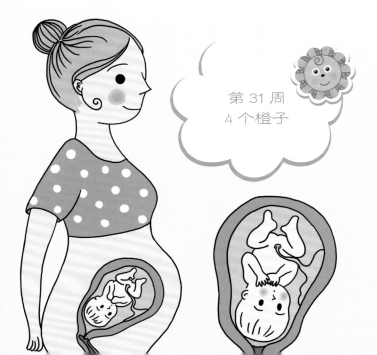

第 31 周
4 个橙子

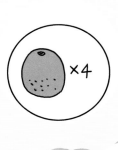

×4

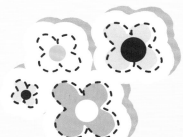

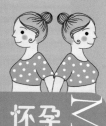

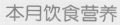

## 本月饮食营养

◗ 要保证均衡的营养，注意钙、铁、蛋白质、维生素等的摄入。

◗ 继续坚持低盐食品，每天盐的摄入量应在 6 克以下。

◗ 由于子宫的压迫，会出现胃痛的情况。

◗ 为缓解这种症状，应该少食多餐，并在睡觉前喝 1 杯牛奶。

◗ 要注意饮食的量，避免高热量食品，以免体重增长过快，在孕晚期，每周的体重增加应在 300 克左右，不应超过 500 克。

妊娠 8 个月，孕妇会因身体笨重而行动不便。子宫此时已占据了大半个腹部，孕妇的胃被挤压，饭量受到影响，因而常常有吃不饱的感觉。在该时期，母体基础代谢率增到最高峰。应尽量补充营养，实行一日多餐，均衡摄取各种营养素，防止肥胖和发育迟缓。在本月中，胎儿开始在肝脏和皮下储存脂肪。此时如碳水化合物摄入不足，将导致母体内的蛋白质和脂肪分解和动员。易造成蛋白质缺乏和酮症酸中毒。各种鱼、虾、鸡肉、鸡蛋、奶和豆制品都可以提供优质的蛋白质。 孕 8 月应保证热量的供给，除需大量葡萄糖供给胎儿迅速生长和体内糖原、脂肪储存外，还需要一定量的脂肪酸，尤其是亚油酸。此时也是大脑增殖高峰，大脑皮层增殖迅速，丰富的亚油酸可满足大脑发育所需。孕妇可通过植物油进行补充，玉米、花生、芝麻等果实也含亚油酸。

为了减轻水肿和妊娠高血压综合征，在饮食中要少放食盐，同时，饮食不可毫无节制，应把体重增加限制在每周 500 克以下。

在本月，为了减少胎膜早破的危害，还应增加铜的摄入量。近年来随着对微量元素的重

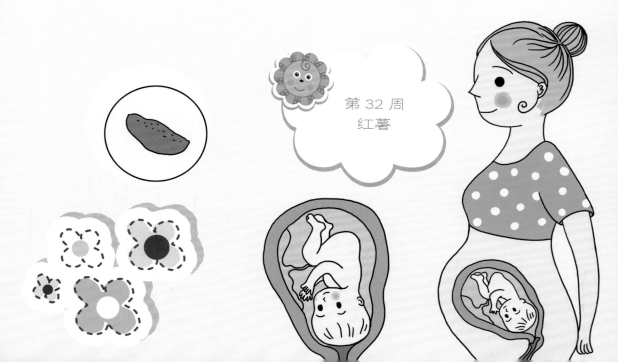

第 32 周
红薯

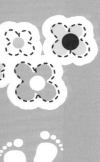

视和检测方法的改进，发现胎膜早破产妇的血清铜值均低于正常破膜的产妇。这说明胎膜早破可能与血清铜缺乏有关。铜在胶原纤维的胶原和弹性蛋白的成熟过程中起关键作用，而胶原和弹性蛋白又为胎膜提供了特殊的弹性与可塑性。如果铜元素水平低就极易导致胎膜变薄，脆性增加，弹性和韧性降低，从而发生胎膜早破。人体内的铜通常以食物摄入为主。含铜量高的食物有肝、豆类、海产类、贝壳类水产品、蔬菜、水果等。如孕妇不偏食，多吃上述食物是不会发生铜缺乏症的，也就可以减少发生胎膜早破的机会。

推荐食谱：麻酱白菜、核桃蜜、笋焖白菜、沙丁鱼炒南瓜、奶油扒龙须菜、荠菜炒鱼条、墨鱼花生排骨汤、雪菜肉丝汤面、黑木耳炒黄花菜、银芽鸡丝、猪肝菠菜、糖醋参鱿片、三色毛豆仁、清蒸鲫鱼、炒腰花、烧蹄筋、猪肉冬瓜饺、鸡肉豌豆饭、清拌菠菜、五香花生米、炒扁豆角、鲜蟹锅贴、鲜肉粽、香菇炒菜花、菠菜鸡蛋汤、虾皮萝卜汤、胡辣海参汤、鲜肉拌粉皮、糯米椰子粥、鱿鱼鸽蛋汤。

## 孕期检查指导

◈ 本月要进行两次孕期检查，为了评估患有妊娠中毒症的可能性，要进行一次尿蛋白检查。

◈ 若从小便中检查出蛋白或一天里浮肿始终不消的话，患有妊娠中毒症的可能性就比较大。

## 本月要事必知

◈ 在孕晚期，要更重视日常的监测，如体重监测、胎心监测、胎动监测（准妈妈要知道，随着月份的增加，胎宝宝在宫内的活动空间越来越小，胎动反而会逐渐减少）等。

◈ 进入孕晚期，很多准妈妈都受到不良睡眠的困扰，如何保证准妈妈的睡眠，如何获得充足的休息，下面提供一些简单的方法。

◈ 睡觉时左侧卧，不要采取平卧的姿势。

◈ 充分利用枕头：每晚临睡前，先用枕头垫高双脚 10 ～ 15 分钟。

◈ 在肚侧垫一个枕头，减去下坠的重量。

◈ 在两腿中间夹一个枕头，减少腰背疼痛。

◈ 在入睡前 3 ～ 4 小时做运动，不要在临睡前运动。

◈ 睡午觉缓解疲劳，但时间应在 30 ～ 60 分钟之间，不宜过长。

◈ 养成规律的睡眠习惯。

◗ 睡前喝1杯牛奶。

◗ 若躺下后30分钟内还无法睡着，那就起身听听音乐或看看书，等有了困意后再睡。

◗ 若在睡眠过程中发生腿部痉挛，可以绷紧脚踝，脚尖朝着脸部，轻柔地按摩腿部肌肉，症状会很快缓解。

 本月准妈妈记事

月末体重

胎心监测情况

胎动监测情况

测量宫高和腹围的时间及结果

孕检时间及结果

本月异常状况（如体温及血压异常、疼痛、阴道出血、下肢浮肿、头昏、视力障碍、患病及治疗过程等）

B超显示

妈妈的心事说给你

写下美丽心情和孕期趣事吧，为自己和宝宝留下一份美丽的人生回忆。

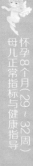

怀孕

MONTHS

8

个月

（29～32周）

快速成为合格的准妈妈和准爸爸

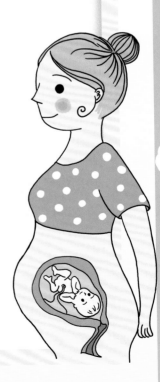

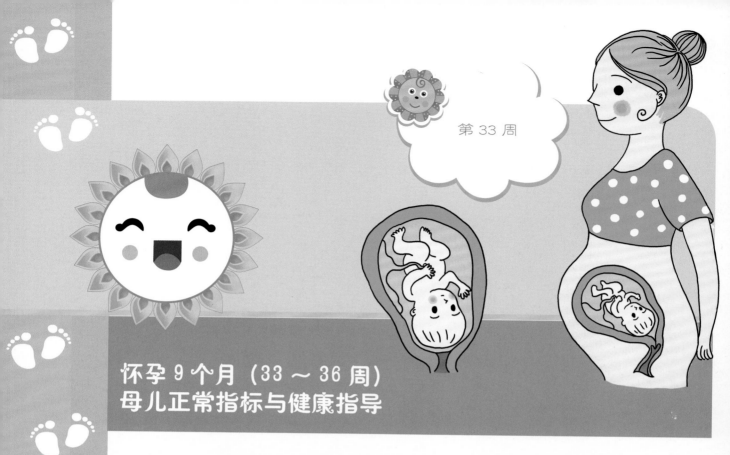

## 怀孕9个月（33～36周）
## 母儿正常指标与健康指导

🦶 该月，子宫对内脏器官的压迫最为严重，也是准妈妈感到最为困难的时期。

🦶 该月应该开始进行分娩前的各方面准备了。

🦶 坚持一下，胜利就在前方不远处。

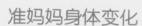 

### 准妈妈身体变化

🦶 腹部更加膨隆，子宫底的高度为30～32厘米。

🦶 由于子宫的增大、上升，对胃、肺及心脏的压迫更为严重，胃痛、消化不良、呼吸困难等症状可能会加剧，还可能会有心慌、气喘的感觉，活动后可能加重。

🦶 由于子宫压迫膀胱，排尿的次数会明显增加。

🦶 腿脚的浮肿会更为严重，手和脸也可能浮肿了。

🦶 腿部痉挛的情况增多。

🦶 腰背部疼痛加剧。

🦶 阴道分泌物变得更加浓稠，其中含有更多的黏液。

🦶 牙龈经常出血。

🦶 有的准妈妈还可能出现头痛、恶心、眩晕等症状。

🦶 身体也变得越来越笨重，动作迟缓，容易感到疲劳。

🦶 子宫敏感性的增加，会使准妈妈经常感到肚子发硬、紧绷。

## 胎宝宝身体变化

🐦 到本月末，胎宝宝身长约 46 厘米，体重约 2500 克。

🐦 皮下脂肪沉积，身体各部分都比较丰满，看起来全身圆滚滚的，很可爱。

🐦 脸、胸、腹、手、足的胎毛逐渐消退。

🐦 皮肤呈粉红色，面部皱纹消失。

🐦 柔软的指（趾）甲已达到手指及脚趾的顶端。

🐦 此时的胎宝宝发育虽然尚未完全成熟，但由于机体内脏的功能已趋于完善，可适应子宫外的生活条件。

🐦 出生后能够啼哭和吸吮，能够较好地生活。

## 准爸爸的关怀

🐦 随着预产期的临近，准爸爸往往会出现紧张焦虑、心烦意乱的情况，这是因为准爸爸多没有经历过这件事情，不知道会发生什么。

🐦 要消除这种情绪，多学习相关知识、多了解可能发生的状况是最好的办法。

🐦 一定不能让准妈妈感到你的这种情绪，这会对准妈妈的情绪造成很大影响，要把信心和平静的心态传递给准妈妈，让准妈妈带着自信与愉快面对分娩。

🐦 准爸爸要把自己的工作安排好，在此阶段尽量不要安排出差，因为准妈妈随时可能会发生状况，需要准爸爸在短时间内来到身边。

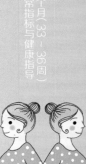

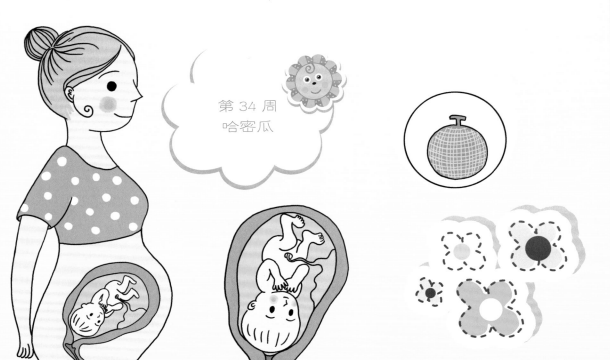

第 34 周
哈密瓜

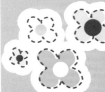

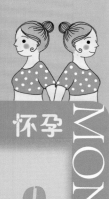

💧 准爸爸要和准妈妈一起做分娩的准备工作：确定分娩的医院，和准妈妈一起准备住院时所需的东西。

💧 整理家居环境，布置婴儿房，准备孩子的东西。

💧 和准妈妈讨论照顾孩子的人选，安排好分娩后的生活。

💧 准爸爸要联系几个可以在紧急情况时得到他们帮助的人，把他们的联系方式仔细写好，让准妈妈随身带着，以备不时之需。

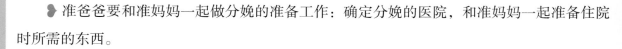

## 胎教须知

💧 除了在胎宝宝醒着的时候适当地进行音乐胎教、语言胎教、抚摸胎教外，最好的胎教莫过于准妈妈幸福、愉快、平静的心绪带给胎宝宝的快乐心情。

💧 该时期，胎宝宝的大脑已经能够将复杂的感情和情绪进行潜在的记忆，可不能让宝宝出生后还记得在宫内的不愉快呀！

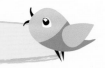

## 本月禁忌事宜

💧 孕晚期是阴道感染的高发期，在该阶段，不要进食大量甜食，体内糖分的增加会增大发生阴道感染的几率。

💧 不要害怕分娩。

💧 分娩几乎是所有女性都要经历的事，并且在现代的医疗条件下，绝大多数女性的分娩

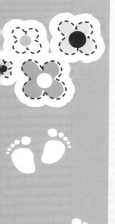

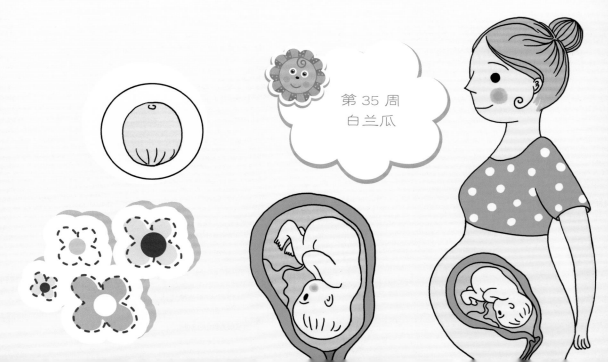

第 35 周
白兰瓜

过程都比较顺利，你身边的准妈妈不都一个接一个地成功地成了妈妈吗？

● 所以，要相信自己，没什么可怕的。

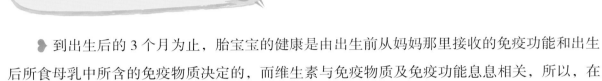

**本月饮食营养**

● 到出生后的 3 个月为止，胎宝宝的健康是由出生前从妈妈那里接收的免疫功能和出生后所食母乳中所含的免疫物质决定的，而维生素与免疫物质及免疫功能息息相关，所以，在孕晚期要重视维生素的摄入。

● 需要摄取的维生素主要有维生素 C（蔬菜、水果中含量较丰富）、叶酸（柑橘、苹果、绿叶蔬菜中含量较丰富）、维生素 E（玉米、绿叶蔬菜、菜花、谷类、西红柿、核桃中含量较丰富）、维生素 $B_{12}$（肝脏、鱼类、蛋黄中含量较丰富）等。

孕 9 月里，必须补充维生素和足够的铁、钙。充足的水溶性维生素，以维生素 $B_1$ 最为重要。本月如果维生素 $B_1$ 不足，易引起呕吐、倦怠、体乏，还可以影响分娩时子宫收缩，使产程延长，分娩困难。维生素 $B_1$ 可以从肉类、谷物、豆制品中摄取。

维生素 K 是血液正常凝结所必需的营养物质，食物中的含量非常丰富，肠内细菌也可以制造，但是因为它可以溶解于脂肪，难以进入胎儿的血液中。所以新生儿特别容易出血，脑部或脊柱出血将造成脑性麻痹。有些妇产科医师习惯为新生儿注射维生素 K，不幸的是，大量的合成维生素 K 具有毒性，这种预防措施并不可取。为了让胎儿有足够的维生素 K，在怀孕的最后 1 个月，应多吃维生素 K 含量丰富的食物，如新鲜的肝脏、煮熟的绿色蔬菜、新鲜的酸奶等。

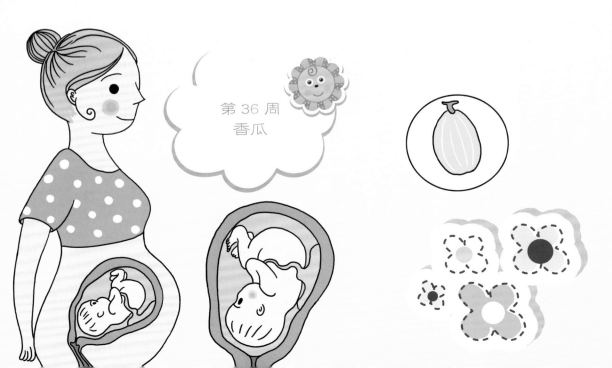

第 36 周
香瓜

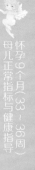

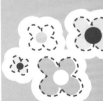

在妊娠第9个月里，请继续控制食盐的摄取量，以减轻水肿造成的不适。由于孕妇胃部的容纳空间不多，所以不要一次性的大量饮水，以免影响进食。

推荐食谱：盐水鸭肝、胡萝卜牛腩饭、柠檬鸭肝、牛肉粥、冬瓜羊肉汤、砂锅淮山乌鸡汤、娃娃菜墨鱼汤、扁豆红糖粥、韭菜鸡蛋锅贴、青盐三丝。

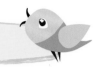

## 孕期检查指导

❥本月要进行两次孕期检查。

❥为了给分娩出血做准备，要进行血红蛋白检查，还要进行阴道分泌物涂片检查，这是为了对细菌性阴道炎和滴虫性阴道炎进行诊断，如果发现异常，要及时治疗，或者在分娩时采用剖宫产，以免感染新生儿。

## 本月要事必知

❥还在上班的准妈妈，在该月末就要考虑休息了。

❥发现出血，或出现周期性腹痛、剧烈腹痛、羊水破裂（阴道有大量液体流出）等情况，应该尽快去医院。

❥准妈妈这时就要开始做宝宝出生后的准备了，可以从如下几个方面着手。

❥环境：要整洁舒适，行走要方便，室内温度20℃～25℃为宜，湿度50%～60%为宜。

❥婴儿床：宝宝睡在婴儿床里是最安全的，选择婴儿床时，首先要结实耐用，其高度尽量与妈妈的床一样高，其栅栏高度要高出床垫50厘米左右，且栅栏要密一些，要同时把宝宝铺垫和盖的东西准备好，这些东西一定要环保、舒适、易拆洗。

❥尿布和纸尿裤：尿布要准备20块左右，适合小婴儿的纸尿裤准备1包。

❥婴儿服：要根据季节适当准备，要选择环保的棉布制品，颜色要浅，要方便穿脱，衣服上最好没有扣子。

❥洗澡用品：包括浴盆、浴床、婴儿专用的香皂或沐浴液、浴巾几块、可测水温的温度计1个，爽身粉就不用买了，对婴儿无益，用谷物淀粉代替就可以。

❥调乳用品：玻璃奶瓶2个，奶嘴4～5个，奶瓶刷1个。

❥还要准备1袋适合初生婴儿吃的奶粉，1袋优质白糖，再准备2个围嘴。

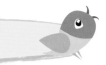

## 本月准妈妈记事

月末体重

胎心监测情况

胎动监测情况

测量宫高和腹围的时间及结果

孕检时间及结果

本月异常状况（如体温及血压异常、疼痛、阴道出血、下肢浮肿、头昏、视力障碍、患病及治疗过程等）

B超显示

## 妈妈的心事说给你

写下美丽心情和孕期趣事吧，为自己和宝宝留下一份美丽的人生回忆。

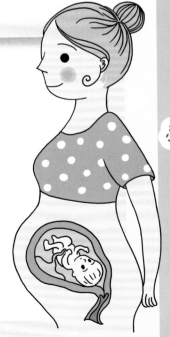

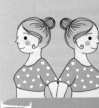

怀孕9个月（33～36周）
母儿正常指标与健康指导

MONTHS

怀孕

**9**

个月

（33～36周）

快速成为合格的准妈妈和准爸爸

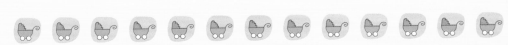

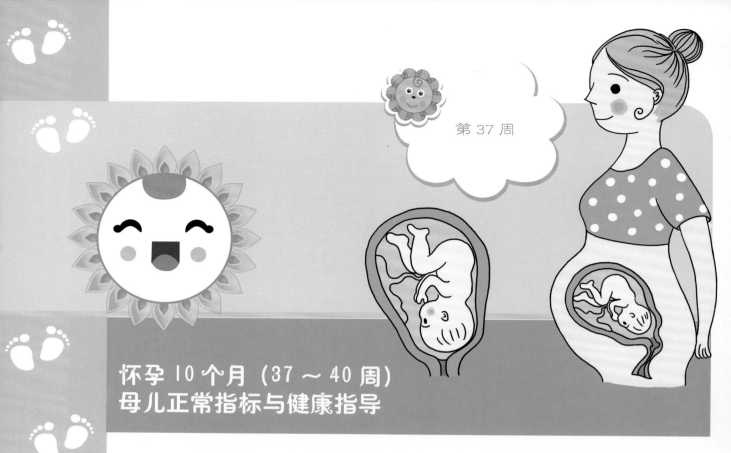

第 37 周

## 怀孕 10 个月（37 ～ 40 周）
## 母儿正常指标与健康指导

　　你生命中那个重大时刻就要来临了。十月怀胎，一朝分娩，所有的辛苦等待即将结束，期待已久的小生命很快就要投入你温暖的怀抱中。现在医生可以根据胎儿和你的身体情况确定分娩方式，大多数妈妈都能自己生下宝宝，即采用阴道分娩，这是最自然、最健康的分娩方式，也有利于宝宝的身心健康。不要因为怕疼或为保持体形而选择剖腹产。特殊产妇应听从医生的建议，选择更为合适的分娩方式。大多数的胎儿都将在这一周诞生，但真正能准确地在预产日期出生的婴儿只有 5%，因为在计算预产期时已包括了合理误差，提前两周或推迟两周都是正常的，不必过于着急。但如果推迟两周后还没有临产迹象，特别是胎动明显减少时，就应该尽快去医院，医生会采取相应措施，尽快使胎儿娩出，否则对胎儿也不利。要注意避免胎膜早破（早破水），即还未真正开始分娩，包裹在胎儿和羊水外面的胎膜就破了，羊水大量流出，阴道中的细菌会乘机侵入子宫，给胎儿带来危险。

　　🌸从第 37 周开始，每周都要进行一次孕期检查。

　　🌸这一阶段，准妈妈的身体已经正式进入准备分娩的状态，胎宝宝也已经处于随时可以出生的状态，所以，在平时就要做好入院和迎接宝宝的一切准备。

　　🌸坚持一下吧，马上就能见到心爱的宝宝了。

### 准妈妈身体变化

　　🌸妊娠期的最后 1 个月，准妈妈会感到身体更加沉重，动作也越发笨拙费力。

🌼 子宫底的高度为 32～34 厘米。

🌼 由于胎宝宝的先露部开始下降至准妈妈的骨盆入口处，准妈妈对胎宝宝活动的次数及强度感觉不如以前明显。

🌼 因胎宝宝位置的降低，胸部下方和上腹部变得轻松起来，对胃的压迫变小了，胃口也好了起来。

🌼 子宫颈变得像海绵样柔软，并缩短、轻度扩张。

🌼 阴道黏膜肥厚、充血，阴道壁高度变软，伸展性增强，分泌物增加。

🌼 子宫的收缩也变得频繁。

🌼 骨盆关节、韧带已为分娩做好了准备，原来固定的骨盆关节，如骶髂关节和耻骨联合变得松动，并有轻度的延展性，骶尾关节也有少许活动度。

🌼 这时，准妈妈的耻骨可能会比较疼痛。

🌼 乳房的腺体明显扩张，大量新生的乳管和腺泡形成，以供胎宝宝哺乳之需。

🌼 在此阶段经常会发生阵痛，但这种阵痛没有规律，且不会逐渐加强，这与临产前的阵痛是不同的。

## 胎宝宝身体变化

🌼 胎宝宝在准妈妈的肚子里，经过 10 个月的滋养，从一个肉眼看不见的受精卵逐渐发育、成长为一个成熟的胎儿。

🌼 此时的胎宝宝外观看起来是一副足月婴儿的样子，身长约 52 厘米，体重约为 3200 克。

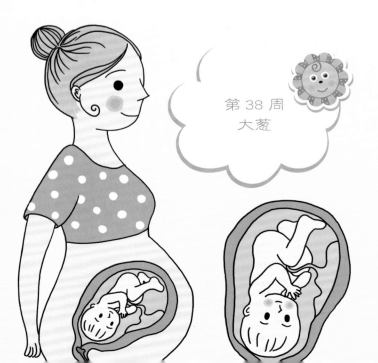

第 38 周
大葱

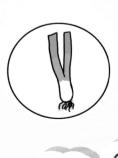

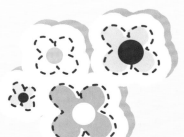

❥ 皮肤红润，皮下脂肪发育良好，体形外观丰满。

❥ 指（趾）甲已超过指（趾）端，足底皮肤纹理较多。

❥ 头颅骨质硬，耳朵软骨发育完善、坚硬、富有弹性，保持直立位置。

❥ 头发粗直光亮，长度约 3 厘米，额部的发际极为清晰。

❥ 乳房部能触到乳腺组织结节，乳头突出，乳晕明显。

❥ 男婴睾丸已下降至阴囊，阴囊皮肤形成褶皱。

❥ 女婴大阴唇覆盖小阴唇。

❥ 出生后啼哭声音响亮，四肢运动活泼，肌肉相当发达。

❥ 身体维持一定的张力，而非弛缓状态，并有强烈地吸吮、寻食反射。

❥ 此时胎宝宝离开准妈妈的子宫，在外界的生活能力极强。

❥ 此期，胎宝宝的头部开始或已进入准妈妈的骨盆入口或骨盆中，所以在子宫内的剧烈运动变少了，与妊娠 9 个月相比，宫内活动的次数减少。

**宝宝分娩过程：**

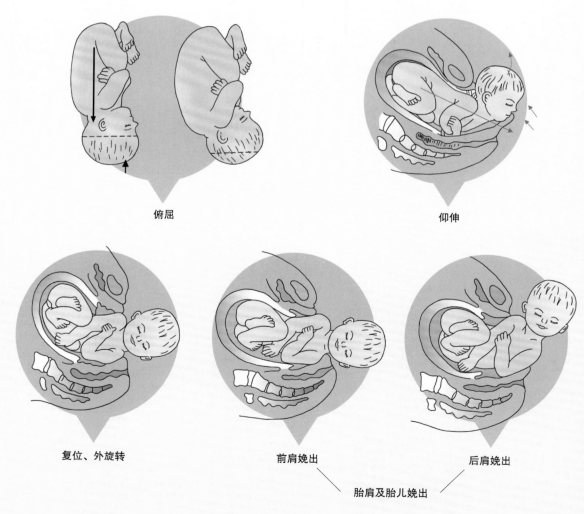

俯屈

仰伸

复位、外旋转

前肩娩出

后肩娩出

胎肩及胎儿娩出

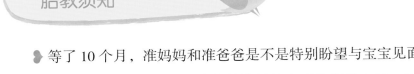

## 准爸爸的关怀

🐦 在这一阶段，准爸爸是不应该出远门的，并且要总是处于随时可以被准妈妈找到的状态。

🐦 要经常鼓励准妈妈，告诉准妈妈她一定能顺利分娩，经常给准妈妈做一些她喜欢的饭菜，和准妈妈说说话、看看影碟，要尽可能地消除准妈妈的紧张与恐惧。

🐦 要在分娩前给宝宝起好名字，在办理出生证明时就要填写宝宝的名字。

🐦 与准妈妈、医生一起商量决定分娩方式。

## 胎教须知

🐦 等了 10 个月，准妈妈和准爸爸是不是特别盼望与宝宝见面呢？把这种心情跟胎宝宝说一说吧，胎宝宝能够听得十分清楚并能够体会到你们的心情，这对增进宝宝与爸爸妈妈的感情很有好处。

🐦 准妈妈要保持正常的生活节奏，如果准妈妈的生活有规律，那么宝宝出生后也更容易养成规律的生活习惯。

## 本月禁忌事宜

🐦 准妈妈要避免独自外出，需要外出时，要告诉家人你的去处，要保证你和家人随时能够联系上。

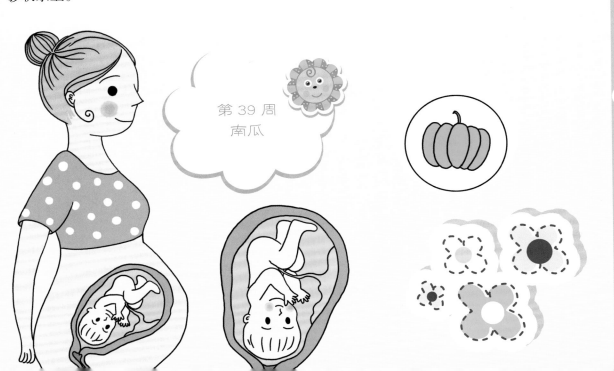

第 39 周
南瓜

◆ 要避免疲劳，平时的运动就仅限于散散步。

◆ 分娩需要耗费相当多的精力，在该阶段，随时保证充足的体力是必要的。

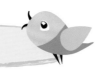

## 本月饮食营养

◆ 该月，多数准妈妈的胃口都会变得很好，但是这时也不能够吃得过多，要注意营养的均衡，以避免胎宝宝长得过大和准妈妈体重过分增加带来的不良影响，准妈妈的体重每周增加 300 克是比较合适的。

◆ 在临近预产期的前几天，可以适当吃一些能量比较高的食物，为分娩储备更多的体力。

最后阶段孕妇因为心理紧张而忽略饮食，许多孕妇会对分娩过程产生恐惧心理，觉得等待的日子格外漫长，这时家人应帮助孕妇调节心绪，做一些孕妇爱吃的食物，以减轻心理压力。

此期是蛋白质在体内储存相对较多的时期，应多摄入一些动物性食物和大豆类食物。如鱼、瘦肉以及猪、牛、羊的肝脏等。

此期是胎儿大脑细胞相对增殖的高峰，需要足够的脂肪酸来满足大脑的发育。脂肪酸在海鱼和蛋类中含量较高。

缺乏维生素容易引起呕吐、倦怠、分娩时子宫收缩乏力，延缓产程。每天多吃新鲜的水果蔬菜，可依自己的口味进行选择。 在该月里，因为胎儿的生长发育已经基本成熟，如果孕妇还在服用钙剂和鱼肝油的话，应该尽快停止服用，以免加重代谢负担。热能的供给与中期相同，适当限制脂肪和糖类的摄入，以免使胎儿过大，影响分娩。

推荐食谱：牛奶燕麦粥、枸杞炖乌鸡、海苔牛肉、火爆腰花、家常焖带鱼、鲤鱼汤、紫苋菜粥、老鸽汤、鳝鱼猪蹄汤。

第 40 周

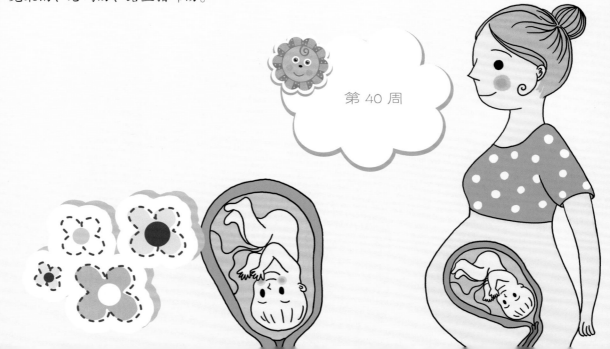

## 孕期检查指导

💧 本月内，每周进行一次检查，除了常规的一些检查外，有些检查是在为即将到来的分娩做准备。

💧 超声波检查为准确掌握胎宝宝的位置和大小，以及胎盘的位置、羊水数量、胎宝宝的呼吸运动等情况，要再进行一次超声波检查。

💧 内生殖器检查通过此项检查，可以确定宫颈状态、胎宝宝下降程度、产道状态等，为决定分娩方式提供依据。

## 本月要事必知

💧 准妈妈要和医生及准爸爸共同确定分娩方式。

💧 若自身条件和胎儿条件允许，建议还是选择自然分娩。

💧 预产期未必就是分娩日期，在预产期前 2 周到预产期后 2 周之内分娩都是正常的。

💧 在孕期检查时，向医生学习有利于分娩的呼吸方法和用力方法，在分娩前练习一下，做到心中有数。

💧 发生下面的情况之一时，就应该去医院待产：发生规律的阵痛（子宫收缩），并且间隔时间越来越短，强度越来越大。

💧 见红（阴道流出鲜红或褐红色黏液分泌物）。

💧 破水。

💧 要把住院所需的东西放在一个大包里，发生状况，可以拎起就走。

💧 现在让我们清点一下包里的东西，看有没有落下的。

💧 办住院手续需要的：妈妈身份证、病历本、准生证、医保本、现金（提前向医生咨询好所需费用）。

💧 妈妈需要的：2 套睡衣，几双厚袜子，几条内裤，10 包卫生纸，2 包超长卫生巾，碗筷等餐具，水杯、脸盆、毛巾、软毛牙刷、牙膏等洗漱用品、几块巧克力（在分娩过程中可以吃一点，迅速补充体力）。

💧 爸爸需要的：换洗衣服、洗漱用品、照相机或摄像机、几本杂志、身份证。

💧 宝宝需要的：奶瓶 1 个、奶嘴 2 个、水杯 1 个、小匙 1 把、初生婴儿奶粉 1 袋、白糖 1 袋、消毒纸巾 2 包、尿布或纸尿裤若干。

怀孕
**10**
个月
（37～40 周）

快速成为合格的准妈妈和准爸爸

MONTHS

怀孕

MONTHS

10
个月
(37～40周)

快速成为合格的准妈妈和准爸爸

本月准妈妈记事

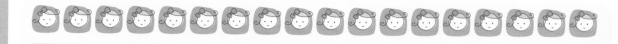

月末体重

准确的预产期

确定的分娩方式

宝宝的名字

性别

胎心监测情况

胎动监测情况

测量宫高和腹围的时间及结果

孕检时间及结果

本月异常状况（如体温及血压异常、疼痛、阴道出血、下肢浮肿、头昏、视力障碍、患病及治疗过程等）

B超显示

妈妈的心事说给你

写下美丽心情和孕期趣事吧，为自己和宝宝留下一份美丽的人生回忆。

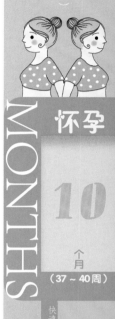

怀孕

MONTHS

**10** 个月
（37～40周）

快速成为合格的准妈妈和准爸爸

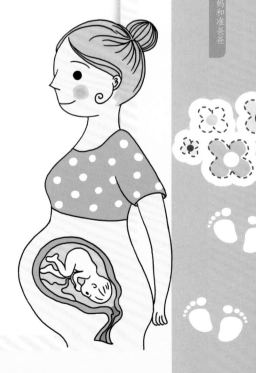

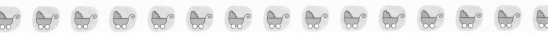

0 ～ 1
个月

# 宝宝 0～1 个月
# 正常指标与健康指导

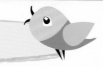

## 本月身体特征

出生时候

| | | |
|---|---|---|
| **头围** | 男宝宝 | 31.8 ～ 36.3 厘米，平均为 34.0 厘米 |
| | 女宝宝 | 30.9 ～ 38.1 厘米，平均为 33.5 厘米 |
| **胸围** | 男宝宝 | 29.4 ～ 35.0 厘米，平均为 32.3 厘米 |
| | 女宝宝 | 29.4 ～ 35.0 厘米，平均为 32.2 厘米 |
| **身长** | 男宝宝 | 46.8 ～ 53.6 厘米，平均为 50.2 厘米 |
| | 女宝宝 | 46.4 ～ 52.8 厘米，平均为 49.6 厘米 |
| **体重** | 男宝宝 | 2.5 ～ 4.0 千克，平均为 3.2 千克 |
| | 女宝宝 | 2.4 ～ 3.8 千克，平均为 3.1 千克 |

满月时候

| | | |
|---|---|---|
| **头围** | 男宝宝 | 35.5 ～ 40.7 厘米，平均为 38.1 厘米 |
| | 女宝宝 | 35.0 ～ 39.8 厘米，平均为 37.4 厘米 |
| **胸围** | 男宝宝 | 33.7 ～ 40.9 厘米，平均为 37.3 厘米 |
| | 女宝宝 | 32.9 ～ 40.1 厘米，平均为 36.5 厘米 |

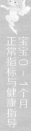

| 身长 | 男宝宝 | 52.3 ~ 61.5 厘米，平均为 56.9 厘米 |
|---|---|---|
| | 女宝宝 | 51.7 ~ 60.5 厘米，平均为 56.1 厘米 |
| 体重 | 男宝宝 | 3.8 ~ 6.4 千克，平均为 5.1 千克 |
| | 女宝宝 | 3.6 ~ 5.9 千克，平均为 4.8 千克 |
| 囟门 | | 胎儿在分娩的过程中，由于受到挤压，出生后顶枕部可见突起的产瘤，有的还可见骨缝，如这些变化不过于明显，属于正常现象 |

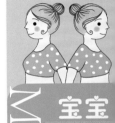

宝宝 0 至 1 个月

健康指标

快速成为合格的准妈妈和准爸爸

## 宝宝的平衡与大运动

💧 不能随意运动，不能改变自己身体的姿势与位置，其动作多为无规则、不协调的动作。

💧 趴着时，宝宝的小屁股高高耸起，两膝屈曲，两腿蜷缩在下方，头转向一侧，脸贴在床上。

💧 如将宝宝的头摆正，再逗引宝宝抬头，宝宝的面部有时能稍离开床面。

💧 若将宝宝的手臂放在胸下，两腿有时会做交替蠕动。

💧 平躺时，以颈直反射姿势为主，头大多转向一侧，同一侧的上下肢伸直，另一侧的上下肢屈曲。

💧 安静时，会出现不对称的颈紧张等反射。

💧 拉着手腕坐起来，宝宝的头会向前倾，下颌靠近胸部，背部弯曲，就像英文字母"C"一样。

💧 如握住宝宝双手，一边逗引一边轻拉着手腕坐起，宝宝的头明显后垂。

💧 大人用手托起宝宝的胸腹部，使宝宝面向下悬空，则宝宝的头和下肢会下垂，低于躯干。

💧 大人扶住宝宝腋下让宝宝直立起来，并让宝宝踩在硬平面上，宝宝的下肢会做出类似迈步的动作，即踏步反射，但当宝宝向前迈步时，两只脚经常相互绊住。

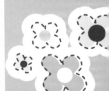

## 宝宝的精细动作

💧 宝宝的手经常握成小拳头，如果用玩具触碰宝宝的手掌，宝宝的手会紧紧地握成小拳头。

💧 宝宝握成拳头的小手，其拇指放在其他手指的外面。

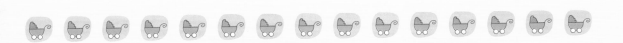

十月孕期和周岁宝宝
身体指标全跟踪

宝宝

MONTHS

0至1个月

健康指标

快速成为合格的准妈妈和准爸爸

## 宝宝的语言能力

🐦 能自动发出各种细小的喉音。

🐦 当妈妈与宝宝说话时，宝宝会注视妈妈的面孔。

🐦 当宝宝啼哭时，妈妈过来安慰，并与宝宝说话，宝宝会停止啼哭，甚至能上下点头。

## 宝宝的社交行为

🐦 会用眼睛跟踪追看他身边的人。

🐦 给宝宝检查身体或更换尿布时，宝宝能注意检查人员或给他换尿布的人，并且脸部动作也会减少。

🐦 醒着时，大部分时间会不明确地呆视周围。

🐦 当出现目标时，能短时间注视。

## 宝宝的适应能力

🐦 此时，宝宝能看见距离脸部约25厘米以内的物体。

🐦 平躺时，能注意并追视视线范围内的物体。

🐦 将物体从宝宝头的一侧慢慢转移180度到头的另一侧，当物体移到中央位置时，宝宝会用两眼追视，但眼的追视范围小于90度。

🐦 听到不同的声音有不同的反应。

🐦 当听到平缓的声音时，会睁大眼睛，微笑，活动减少，比较安静。

🐦 当听到突然出现的较大、较刺激的声音时，宝宝会有如颤抖等受到惊吓的动作。

🐦 当光线照射到眼睛时，宝宝的瞳孔会缩小，会眨眼或眯眼，眼睛出现不协调的运动等。

🐦 若把大小合适的物体强行放在宝宝手中，宝宝会将手中的物体短时间地握住。

## 我家心爱宝宝的指标

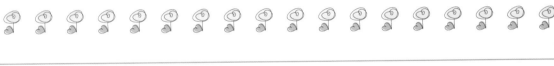

| | |
|---|---|
| 身长 | 厘米 |
| 体重 | 千克 |
| 头围 | 厘米 |
| 胸围 | 厘米 |
| 前囟 | （　　）×（　　）厘米 |

## 我家宝宝特别记录

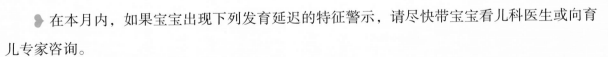

| | |
|---|---|
| 宝宝第一次抬头 | |
| 宝宝第一次微笑 | 天 |
| 注视物体或图像 | 秒 |
| 其他 | |

## 本月发育注意要点

🐦 在本月内，如果宝宝出现下列发育延迟的特征警示，请尽快带宝宝看儿科医生或向育儿专家咨询。

🐦 吸吮不良，喂养缓慢。

🐦 在强光下不会眨眼。

🐦 不能注视或追视在视线范围内晃动的物体。

🐦 很少移动手臂和脚，四肢看上去似乎很僵硬。

🐦 下颌过度震颤，不能哭泣或激动。

🐦 对巨大的声响或妈妈的声音没有反应。

宝宝<br>0至1个月<br>MONTHS<br>健康指标<br>快速成为合格的准妈妈和准爸爸

## 玩具推荐

- 可移动的、颜色对比度较大的图案。
- 绑在婴儿床边的不易破碎的安全镜子。
- 比较舒缓的音乐盒或录音磁带。
- 能发出悦耳声音的柔软且颜色明亮并带有图案的玩具。

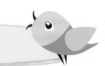

## 计划免疫疫苗

- 卡介苗：正常情况下，宝宝应在出生后 48 小时至 1 个月内接种卡介苗，以刺激体内产生异性抗体，预防结核病。
- 乙肝疫苗：正常情况下，宝宝应在出生后 24 小时内接种第一针乙肝疫苗。
- 满 1 个月时接种第二针乙肝疫苗，第二针与第一针相隔 1 个月。
- 预防针记录

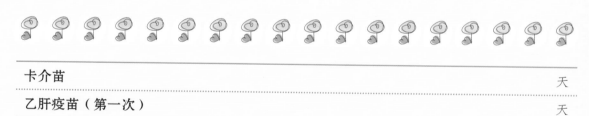

| | |
|---|---|
| **卡介苗** | 天 |
| **乙肝疫苗（第一次）** | 天 |

## 本月养育要点

- 及时补充营养素，如维生素 D、DHA、ARA 等。
- 保证充足的睡眠。
- 天气晴朗时带宝宝去户外晒晒太阳。
- 精心呵护宝宝的肚脐。
- 注意观察宝宝的大小便。
- 喝完奶及时清洁口腔。
- 注意皮肤清洁，但洗发露要慎用。

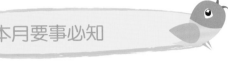

## 本月禁忌事宜

❥ 不宜给宝宝吃含高浓度糖的奶或水，以免宝宝腹泻、消化不良、食欲不振，以至发生营养不良。

❥ 不宜在婴儿床上方挂固定的玩具，以免宝宝患内斜。

## 本月要事必知

❥ 若宝宝前囟和后囟过大，骨缝较宽，且有不断见长的趋势，同时头围也较正常值大时，应考虑是否存在先天性脑积水，并尽快到医院确诊。

❥ 及时进行健康体检：宝宝除在出生时和出院时做全面的体检外，在满1个月时也应接受健康检查。

❥ 检查前，妈妈不要忘记预先归纳出一个月来发生的问题或出现的异常情况，并向医生详细咨询。

❥ 谨防新生儿鹅口疮：应注意给奶瓶、奶嘴及时消毒，妈妈在喂奶前要先洗手，以免交叉感染。

❥ 预防克汀病：在婴儿期，如果宝宝黄疸持续不退，吃奶不好，反应迟钝，爱睡觉，很少哭闹，经常便秘，哭声与正常的宝宝不一样，声音嘶哑等，应尽快请医生检查并治疗。

## 宝宝健康情况记事

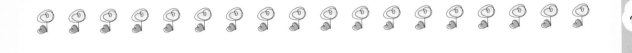

产式

生理黄疸 _____ 天（正常均值 0 ~ 12）

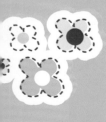

宝宝

0 至 1 个月

健康指标

MONTHS

快速成为合格的准妈妈和准爸爸

宝宝出现的异常和特殊情况：

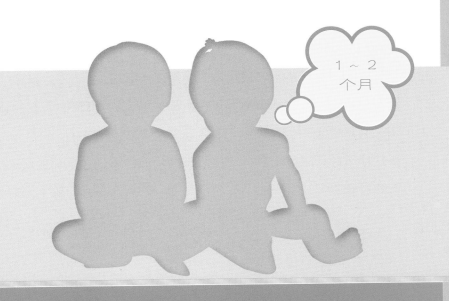

1～2
个月

# 宝宝1～2个月
# 正常指标与健康指导

## 本月身体特征

| | | |
|---|---|---|
| **头围** | 男宝宝 | 37.0 ～ 42.2 厘米，平均为 39.6 厘米 |
| | 女宝宝 | 36.2 ～ 41.0 厘米，平均为 38.6 厘米 |
| **胸围** | 男宝宝 | 36.2 ～ 43.4 厘米，平均为 39.8 厘米 |
| | 女宝宝 | 35.1 ～ 42.3 厘米，平均为 38.7 厘米 |
| **身长** | 男宝宝 | 55.6 ～ 65.2 厘米，平均为 60.4 厘米 |
| | 女宝宝 | 54.6 ～ 63.8 厘米，平均为 59.2 厘米 |
| **体重** | 男宝宝 | 4.7 ～ 7.6 千克，平均为 6.1 千克 |
| | 女宝宝 | 4.4 ～ 7.0 千克，平均为 5.7 千克 |
| **囟门** | | 前囟出生时为 1.5 ～ 2.0 厘米。随着年龄的增长，6 个月后则逐渐骨化缩小，一般在 6 ～ 18 个月闭合。后囟出生时很小，1 ～ 2 个月时有的已经闭合 |

## 宝宝的平衡与大运动

💧 平躺时，宝宝整个身体的姿势基本处于对称状态。

💧 趴着时，宝宝可以挣扎地抬起头并向四周张望，下颌能逐渐离开床面 5 ～ 7 厘米，但

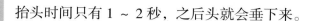

抬头时间只有 1 ~ 2 秒，之后头就会垂下来。

🐦 将宝宝轻轻拉着手腕坐起，与第一个月相比，宝宝的头不会马上前倾，能竖直 2 ~ 5 秒，但很快又会垂下去。

🐦 扶住肩部让宝宝坐着，宝宝的头仍会前倾下垂，但却能使头反复地抬起来。

🐦 托着胸腹部让宝宝面朝下悬空，宝宝的头能举到与躯干同一高度，但腿仍会垂下去。

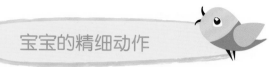
## 宝宝的精细动作

🐦 用带柄的玩具碰手掌时，宝宝能握住玩具柄两三秒钟。

🐦 把环状的玩具放在宝宝手中，宝宝的小手能短暂地举起环状玩具。

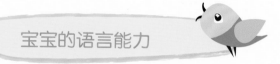
## 宝宝的语言能力

🐦 宝宝偶尔能发出类似 a、o、e 等的元音，有时能发出咕咕声或嘟嘟声。

🐦 当和宝宝讲话时，如果大人升高音调、减慢发音速度、加重某些音节或眼睛和嘴比平时大，都会引起宝宝的注意，甚至能够使宝宝微笑。

🐦 大人对宝宝讲话时，宝宝能集中注意力，有时还能发音回应。

🐦 开始有社交行为。

🐦 当有大人逗宝宝时，宝宝会做出一定的反应，如发声、微笑、手脚胡乱挥动等。

🐦 平躺时，如果没有任何社交，宝宝有时能在短时间内看着妈妈的脸。

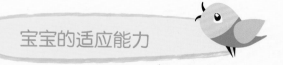
## 宝宝的适应能力

🐦 当环状玩具或带柄的玩具出现在宝宝的视线范围内时，宝宝能转过头来注视玩具或大人拿玩具的手。

🐦 此时，宝宝视线范围的角度已超过 90 度，距离在 1 米左右，如果拿着玩具在宝宝的眼前晃动，宝宝很快就能注视玩具。

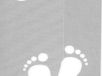

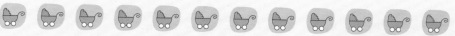

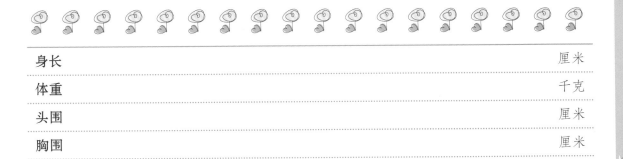

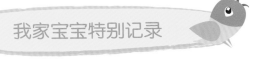

## 我家心爱宝宝的指标

| 身长 | 厘米 |
| --- | --- |
| 体重 | 千克 |
| 头围 | 厘米 |
| 胸围 | 厘米 |
| 前囟 | （　　）×（　　）厘米 |

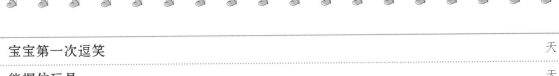

## 我家宝宝特别记录

| 宝宝第一次逗笑 | 天 |
| --- | --- |
| 能握住玩具 | 天 |
| 注视物体或图像 | 秒 |
| 其他 | |

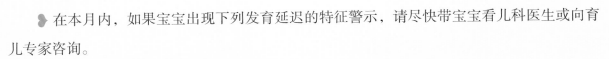

## 本月发育注意要点

❧ 在本月内，如果宝宝出现下列发育延迟的特征警示，请尽快带宝宝看儿科医生或向育儿专家咨询。

❧ 仍然不能用眼睛追视移动的物体。

❧ 身体过度柔软或僵直。

❧ 对巨大的声音没有反应。

❧ 听到妈妈的声音仍不微笑。

❧ 将宝宝仰卧抱起时，不会抬头。

❧ 将宝宝横着抱在臂弯里，宝宝的后背和脖子过度后仰。

宝宝

MONTHS

1至2个月

健康指标

快速成为合格的准妈妈和准爸爸

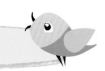

## 玩具推荐

🐦 容易抓握、能发出不同声响的玩具，如拨浪鼓、花铃棒等，让宝宝寻找声源，锻炼听觉能力。

🐦 音乐玩具，如八音盒、能捏响的塑料玩具，让宝宝倾听声音，锻炼听觉能力，还能愉悦他的情绪。

🐦 不易碎的镜子，可以让宝宝照镜子，观察自己，锻炼自我意识。

🐦 悬挂玩具，悬挂在床头，能吸引宝宝的视线，发出声音，锻炼宝宝视觉、听觉能力。

🐦 图片，如人像、有一定模式的黑白图片等，悬挂在床头或贴在墙上让宝宝观看，锻炼视觉能力。

## 计划免疫疫苗

🐦 三价小儿麻痹糖丸疫苗：又叫脊髓灰质炎混合疫苗，该疫苗为糖丸，2个月的宝宝首次口服，该疫苗每个月服用一次，连服3个月。

🐦 乙肝疫苗：宝宝满月后，不要忘记第二次接种，也就是第一次的加强针。

🐦 预防针记录

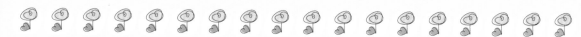

| | |
|---|---|
| 三价小儿麻痹糖丸疫苗（第一次） | 天 |
| 乙肝疫苗（第二次） | 天 |

## 本月养育要点

🐦 可以给宝宝喂点果汁。

🐦 营养均衡，培养宝宝有规律的生活习惯。

🐦 合理喂养，预防肥胖症。

🐦 对宝宝进行丰富的感觉刺激。

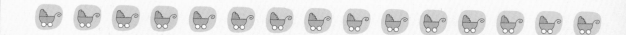

◗ 观察宝宝的哭声。

◗ 观察宝宝的排便是否正常，开始把大小便。

◗ 及时给宝宝清洗眼屎，以免导致眼部疾病。

◗ 给宝宝进行适当按摩。

◗ 在宝宝醒后或喂奶1小时后，适当做俯卧位锻炼。

◗ 坚持户外活动，适时进行日光浴。

## 本月禁忌事宜

◗ 避免强烈的阳光刺激宝宝稚嫩的眼睛。

◗ 拍照时避免使用闪光灯，以免刺激宝宝的眼睛，影响视觉发育。

◗ 切忌用茶水给宝宝服药，以免影响身体吸收，降低疗效。

## 本月要事必知

◗ 避免宝宝脱水：如果脱水症状不能及时得到缓解，严重时可能会导致大脑的损伤，甚至死亡，所以如发现脱水症状，必须给予及时救治。

◗ 注意婴儿腹股沟疝：其主要症状是当哭闹或屏气用力时，腹股沟内侧出现肿物突起，安静时消失。如发现这一症状，应及时进行手术治疗。

◗ 避免发生尿布疹：平时注意卫生，勤换尿布。

◗ 预防哮喘的发生：不要让油烟、刺激性气味进入婴儿房内，以免刺激宝宝的呼吸道黏膜，埋下哮喘的隐患。

◗ 出疹与皮肤疾病：注意护理，及时诊治。

◗ 谨防烫伤：烫伤是宝宝最常见的意外事故，家长要多加注意。

◗ 接种疫苗后要注意观察宝宝是否有不正常的反应。

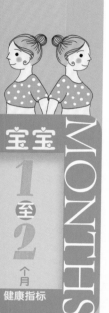

宝宝健康情况记事

宝宝出现的异常和特殊情况：

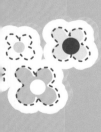

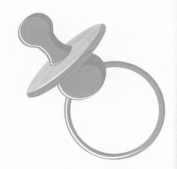

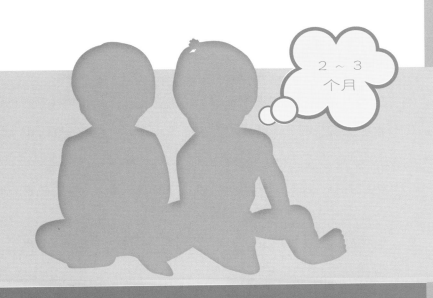

# 宝宝 2～3个月
# 正常指标与健康指导

## 本月身体特征

| | | |
|---|---|---|
| 头围 | 男宝宝 | 38.4 ～ 43.6 厘米，平均为 41.0 厘米 |
| | 女宝宝 | 37.7 ～ 42.5 厘米，平均为 40.1 厘米 |
| 胸围 | 男宝宝 | 37.4 ～ 45.3 厘米，平均为 41.4 厘米 |
| | 女宝宝 | 36.5 ～ 42.7 厘米，平均为 39.6 厘米 |
| 身长 | 男宝宝 | 58.4 ～ 67.6 厘米，平均为 63.0 厘米 |
| | 女宝宝 | 57.2 ～ 66.0 厘米，平均为 61.6 厘米 |
| 体重 | 男宝宝 | 5.4 ～ 8.5 千克，平均为 6.9 千克 |
| | 女宝宝 | 5.0 ～ 7.8 千克，平均为 6.4 千克 |
| 囟门 | | 前囟仍然存在，基本没什么变化。因为这时期是颅骨缝闭合的重要阶段，所以骨缝和后囟已闭合 |

## 宝宝的平衡与大运动

◆ 平躺时，头部大多数时候处于正中位置，也可以自由地转向两侧。

◆ 双臂或者同时外展，或者把双手合在一起放在中线位置。

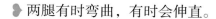

❧ 两腿有时弯曲，有时会伸直。

❧ 让宝宝趴在桌子上，宝宝会抬头，头能保持在中线位置。

❧ 宝宝抬头时，下颏能离开桌面 5 ~ 7.5 厘米，角度达 45 度。

❧ 此时，宝宝抬头后能控制自己的头，能自己将头低下。

❧ 趴着时，能自动地屈曲双肘，将前臂试着撑起，抬起胸部。

❧ 大腿在床面上能伸直，髋部不外展。

❧ 扶坐时，头能竖起，但不够稳定，微微有些摇动，并向前倾。

❧ 用双手扶宝宝腋下使之站立，然后手松开，呈保护姿势，宝宝能在短时间内站立，然后小屁股和双膝就会弯下来。

## 宝宝的精细动作

❧ 取带柄的玩具，如拨浪鼓，用鼓柄触碰宝宝手掌，宝宝能握住鼓柄并举起，拨浪鼓留在手中达 30 秒。

❧ 如将拨浪鼓换成悬环，宝宝同样能主动抓住悬环并将其举起。

❧ 平躺时，会用小手抓自己的衣服和头发。

❧ 双手不再握拳，当给他玩具时，不需强行撬开手再放进去。

❧ 喜欢将手里的东西放进口中。

## 宝宝的语言能力

❧ 除元音和哭声外，有时还能自由地发出两个音节的音。

❧ 当有人逗引时，在短时间内宝宝会出声地笑。

❧ 看到喜欢的物体时，会很兴奋，如呼吸加重、四肢用力等。

## 宝宝的社交行为

❧ 看见妈妈的乳房或奶瓶时，会很高兴，并流露出期待的表情。

❧ 看见熟悉的面孔时，会兴奋地全身"扭动"。

❧ 当别人和他"对话"时，他的整个身体将参与"对话"，手会张开，一只或两只手臂上举，

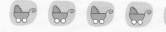

而且上下肢可以随别人说话的音调进行有节奏的活动。

- 宝宝有时会模仿别人的面部表情，如别人说话时他会张开嘴巴，并睁开眼睛。
- 别人伸出舌头，他也会做同样的动作。

## 宝宝的适应能力

- 抱着宝宝来到桌边，然后把醒目的玩具放在桌上，很快宝宝就会注意到玩具。
- 把桌上的玩具拿走，再抱宝宝来在桌边，宝宝能注视桌面。
- 平躺时，宝宝的头偏向一侧，大人拿拨浪鼓给他看，当宝宝注意到拨浪鼓后，再慢慢地把拨浪鼓从一侧移到另一侧，宝宝的双眼能跟随拨浪鼓到达中线。
- 将拨浪鼓在宝宝面前上下移动，宝宝的双眼能跟随拨浪鼓上下移动。
- 如果让宝宝握住拨浪鼓，宝宝能注意手中的拨浪鼓，但还不能举起来看。如果拿着悬环围绕宝宝面部转圈，宝宝注意到后，目光有时能跟随悬环旋转，但目光并不随意、连贯。
- 平躺时，大人拿着玩具在宝宝上方时，宝宝很快就能注意到。
- 把醒目的物体放在宝宝视线内，宝宝能持续地注视。
- 将物体放在宝宝能看见的地方，宝宝看到物体后会挥动双臂。
- 抱着宝宝来到桌边，提着小球从桌子的一端到另一端，宝宝会注视小球，但有时宝宝的视线还不连贯。

## 我家心爱宝宝的指标

| | |
|---|---|
| **身长** | 厘米 |
| **体重** | 千克 |
| **头围** | 厘米 |
| **胸围** | 厘米 |
| **前囟** | （　　）×（　　）厘米 |

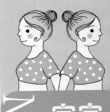
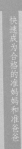
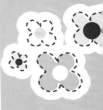

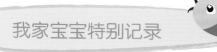

我家宝宝特别记录

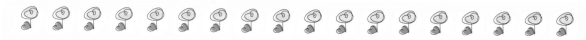

| 宝宝第一次出声地笑 | 天 |
| --- | --- |
| 见人微笑 | 天 |
| 能握住玩具达 30 秒 | 天 |
| 其他 | |

本月发育注意要点

🐦 在本月内，如果宝宝出现下列发育延迟的特征警示，请尽快带宝宝看儿科医生或向育儿专家咨询。

🐦 不会对人微笑。

🐦 不能够取、抓握物体和玩具。

🐦 仍然无法支撑头部。

🐦 大部分时间眼睛内斜（在第一个月眼睛内斜是正常的）。

🐦 难以将一只眼睛或双眼向任何方向移动。

玩具推荐

🐦 可悬挂的彩色玩具，在婴儿床的上方，悬挂一个彩色玩具，如塑料小动物、小气球、充气娃娃、小灯笼等，距离以婴儿伸出手可以触到为宜，锻炼宝宝抓、蹬等动作能力。

🐦 镜子，在婴儿床上绑不易碎的小镜子或由大人抱到大镜子前照镜子，有利于婴儿萌发认识物体、寻找物体的意识。

🐦 20 厘米大小的彩色正方形、长方形和三角形玩具（注意处理好边角，以防伤到宝宝），有利于宝宝分辨形状。

🐦 带有高对比图案的图像和书。

🐦 带有声音的玩具，如铃铛、音乐盒等。

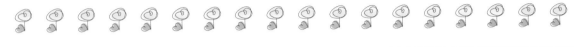

## 计划免疫疫苗

▶ 三价小儿麻痹糖丸疫苗：本月服用第二丸。

▶ 百白破疫苗：本月首次注射，可预防百日咳、白喉和破伤风。

▶ 预防针记录

| 三价小儿麻痹糖丸疫苗（第二次） | 天 |
| --- | --- |
| 百白破疫苗（第一次） | 天 |

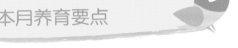

## 本月养育要点

▶ 养成基本的生活规律，防止睡"倒觉"，不要养成抱睡的习惯。

▶ 保证宝宝充足的饮水，可以喂宝宝蔬菜水和果汁。

▶ 注意补充有利于宝宝大脑发育的营养素。

▶ 注意皮肤护理，做适当的眼部按摩。

▶ 宝宝的围嘴要经常换洗，保持清洁和干燥。

▶ 多陪宝宝玩、说话，多拥抱宝宝，以建立宝宝的安全感。

▶ 婴儿床上的悬吊玩具要保证安全和牢固。

▶ 注意训练宝宝的动作、触摸、视听、社交能力。

▶ 带宝宝定期体检。

▶ 注意宝宝入睡后"打鼾"。

## 本月禁忌事宜

▶ 不要长时间背宝宝，以免压迫腹部和胸部，影响血液循环。

▶ 避免让宝宝接触"二手烟"。

▶ 不要将宝宝放在桌面、椅子和任何高出地面的平面上。

▶ 不要将宝宝单独放在床、沙发、桌面和椅子上。

宝宝2～3个月
正常指标与健康指导

MONTHS

宝宝
2至3个月
健康指标

快速成为合格的准妈妈和准爸爸

十月孕期和周岁宝宝
身体指标全跟踪

宝宝
2至3
个月
健康指标

MONTHS

快速成为合格的准妈妈和准爸爸

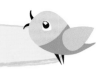

## 本月要事必知

🔸 防止宝宝受到意外伤害，如摔下、烫伤、窒息等。

🔸 不要忽视宝宝腹泻：如果是消化道发生病毒性感染导致的腹泻，需尽快就医。如果是生理性腹泻，要正确对待。

🔸 耳部感染：3 个月以内的宝宝也偶有发生，应及时诊治。

🔸 上呼吸道感染：应在喂养中提高宝宝的免疫力，注意卫生，尽量减少传染的几率，必要时请医生诊治。

🔸 谨防宝宝患鼻炎。

🔸 小儿夜啼：及时纠正，并辅以食疗，必要时需请医生诊治。

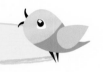

## 宝宝健康情况记事

宝宝出现的异常和特殊情况：

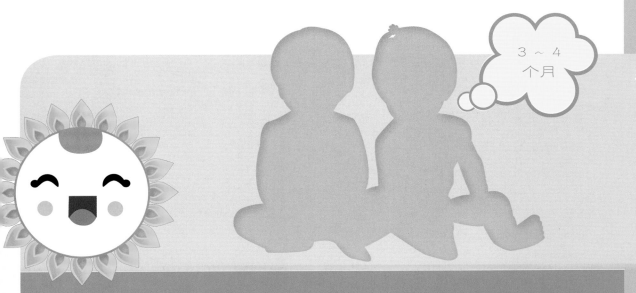

# 宝宝 3 ~ 4 个月
# 正常指标与健康指导

## 本月身体特征

| 头围 | 男宝宝 | 39.7 ~ 44.5 厘米，平均为 42.1 厘米 |
|------|--------|--------------------------------------|
|      | 女宝宝 | 38.8 ~ 43.6 厘米，平均为 41.2 厘米 |
| 胸围 | 男宝宝 | 38.3 ~ 46.3 厘米，平均为 42.3 厘米 |
|      | 女宝宝 | 37.3 ~ 44.9 厘米，平均为 41.1 厘米 |
| 身长 | 男宝宝 | 59.7 ~ 69.5 厘米，平均为 64.6 厘米 |
|      | 女宝宝 | 58.6 ~ 68.2 厘米，平均为 63.4 厘米 |
| 体重 | 男宝宝 | 5.9 ~ 9.1 千克，平均为 7.5 千克 |
|      | 女宝宝 | 5.5 ~ 8.5 千克，平均为 7.0 千克 |
| 囟门 |        | 前囟仍未闭合，后囟和骨缝已闭合 |

## 宝宝的平衡与大运动

◗ 当宝宝平躺在床上时，宝宝的双手会自动在胸前合拢，双手相握，有时还会抬腿。

◗ 让宝宝趴着，胳膊朝前放，然后在宝宝前方放置一个铃铛或醒目的玩具吸引他的注意力，宝宝能抬头向上并看着你。

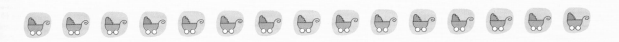

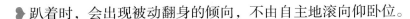

🐦 趴着时，会出现被动翻身的倾向，不由自主地滚向仰卧位。

🐦 将宝宝脸朝下悬空托起胸腹部，宝宝的头、腿和躯干能保持在同一高度。

🐦 扶宝宝坐起，宝宝的头会向前倾并与身体呈一角度。

🐦 当移动身躯或转头时，头偶尔会有晃动，但基本稳定。

🐦 宝宝的躯干上部挺直时，只有腰部会弯曲。

## 宝宝的精细动作

🐦 当用带柄的玩具接触宝宝的手时，他的手会主动地张开来抓住玩具，并能握住玩具的柄。

🐦 宝宝能握住玩具约 1 分钟。

🐦 宝宝会把他感兴趣的东西放进口中。

🐦 视线可由物体转移到手，再回到物体上。

🐦 当看见玩具时，宝宝会伸手去抓，但还不一定能抓到。

🐦 当宝宝盖着薄被子时，他的双臂会上下活动，能抓住被子遮住自己的脸。

🐦 若有支撑，宝宝能坐直 10 ~ 15 分钟，且头部稳定，背部坚实。

## 宝宝的语言能力

🐦 能自发地发出笑声或对大人的逗弄做出反应。

🐦 声音较正常，哭声坚定有力。

🐦 开始咿呀学语，发出一连串不同的语音。

🐦 开始学会用各种各样的笑声来表达他内心的喜悦和对周围事物的好奇。

🐦 会用声音表达不高兴。

## 宝宝的社交行为

🐦 见到熟悉的面孔，能自发地微笑，并发声较多，但见到照片并不如此。

🐦 照镜子时，会注意到镜子中自己的影像，还会对着镜中的自己微笑、说话，开始调整对人的反应。

🐦 让宝宝平躺，大人将他拉着坐起，他会微笑，有时还会出声。

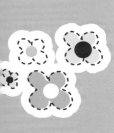

宝宝

MONTHS

3 至 4 个月

健康指标

快速成为合格的准妈妈和准爸爸

十月孕期和周岁宝宝
身体指标全跟踪

◗ 喂奶时，宝宝会将双手放在母亲乳房或奶瓶上吃奶。

## 宝宝的适应能力

◗ 当有物体出现在视线范围内时，宝宝就会立刻去看。

◗ 当听到摇响玩具的响声时，会立刻明确地注意到发出响声的物体。

◗ 看到玩具后，宝宝会挥动双臂想要抓住玩具，想抓但经常抓不准，不是抓得太低、太远就是太近。

◗ 让宝宝平躺，当有玩具进入宝宝视野时，宝宝就会注意到。

◗ 如果拿着玩具在宝宝头部上方左右移动，宝宝的双眼及头也会左右转动，角度可达180度。

◗ 如果将带柄的玩具放在宝宝手中，他会握住玩具的柄，并举起来看。

◗ 若将玩具放在宝宝附近，他会接近并用手去接触玩具，有时还能用双手同时抓握玩具。

◗ 有时宝宝会笨拙地将手里的物体放到嘴里。

◗ 当宝宝手里拿着一个玩具时，如果大人拿来另一个玩具，宝宝也会明确地看着另一个玩具。

## 我家心爱宝宝的指标

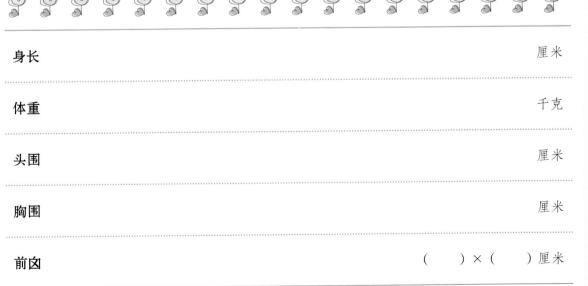

| | |
|---|---|
| 身长 | 厘米 |
| 体重 | 千克 |
| 头围 | 厘米 |
| 胸围 | 厘米 |
| 前囟 | （　　）×（　　）厘米 |

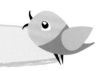

## 我家宝宝特别记录

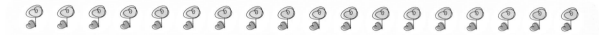

| | |
|---|---|
| 能握住玩具 1 分钟 | 天 |
| 短时间靠物坐起 | 天 |
| 能认熟人 | 天 |
| 咿呀学语 | 天 |
| 能寻找声源 | 天 |
| 被动翻身 | 天 |
| 其他 | |

## 本月发育注意要点

🐦 在本月内，如果宝宝出现下列发育迟缓的特征警示，请尽快带宝宝看儿科医生或向育儿专家咨询。

🐦 身体看上去非常僵硬，并伴有肌肉发紧。

🐦 身体像洋娃娃一样柔软。

🐦 只用一只手触及物品。

🐦 拒绝拥抱。

🐦 对照顾他的人漠不关心。

🐦 不能与周围人愉快相处。

🐦 一只眼睛或两只眼睛总是睁开或闭合。

🐦 持续流泪、眼睛产生分泌物或对光敏感。

🐦 仍然不会扭头定位声音。

🐦 对周围的声音没有反应。

## 玩具推荐

🐦 家庭相册，让宝宝认识自己、父母，以发展宝宝的视觉能力和社会情绪。

◗ 婴儿床拱架，可悬挂各种玩具，便于宝宝抓握、踢蹬，以发展全身的动作及手眼协调能力。

◗ 抓握类玩具，通过抓握、摇响玩具来发展手眼协调能力，认识因果关系。

◗ 能发出声音的手镯、脚环，戴在宝宝的手腕、脚腕上，增加宝宝活动的兴趣，认识全身的动作及因果关系。

◗ 适合宝宝特点的图书，通过读书增强宝宝对书的认识，并培养阅读的兴趣。

## 计划免疫疫苗

◗ 三价小儿麻痹糖丸疫苗：服用第三丸，也是最后一次服用，完成脊髓灰质炎的基础免疫程序。

◗ 百白破疫苗：本月第二次注射。

◗ 预防针记录

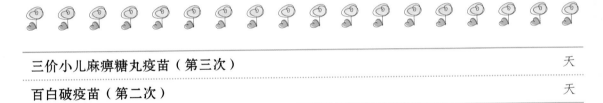

| | |
|---|---|
| 三价小儿麻痹糖丸疫苗（第三次） | 天 |
| 百白破疫苗（第二次） | 天 |

## 本月养育要点

◗ 给宝宝添加辅食，并遵循由稀到稠、由少到多的原则，可添加菜水、果泥、蛋黄等。

◗ 补充铁，添加富含铁的食物，以免宝宝患小球性贫血。

◗ 补充维生素 A，以预防营养缺乏引起的夜盲症。

◗ 补充维生素 C，提高免疫力。

◗ 给宝宝选择合适的枕头，配置睡袋。

◗ 婴儿车的使用要注意安全。

◗ 小心宝宝吞食异物。

◗ 培养宝宝独立玩耍的能力。

◗ 提高宝宝的抗寒能力。

◗ 谨慎给宝宝服用清热解毒的中草药。

MONTHS
宝宝
3 至 4 个月
健康指标
正宝宝 3～4 个月
正常指标与健康指导
快速成为合格的准妈妈和准爸爸

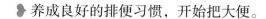

🍴 养成良好的排便习惯，开始把大便。

🍴 在干燥的季节里，给宝宝涂抹婴幼儿专用的润唇膏，以防止嘴唇干裂。

🍴 带宝宝到户外活动。

## 本月禁忌事宜

🍴 不宜给宝宝吃蛋白，以免引发过敏反应。

🍴 不要将宝宝单独放在高处，以免跌倒、摔伤。

🍴 抱着宝宝时，不要吸烟，不要吃、喝或携带任何热的东西，以免烫伤宝宝。

🍴 不要给宝宝会导致窒息的食品或小物件。

## 本月要事必知

🍴 预防宝宝便秘。

🍴 预防呼吸道传染病，如感冒、流感、麻疹、流行性腮腺炎、水痘、风疹、肺结核、猩红热、流行性脑脊髓膜炎等。

🍴 婴儿肠套叠：应尽快请医生诊治。

🍴 注意防治婴儿夜盲症，注意补充维生素 A。

🍴 预防小儿中耳炎。

## 宝宝健康情况记事

宝宝出现的异常和特殊情况：

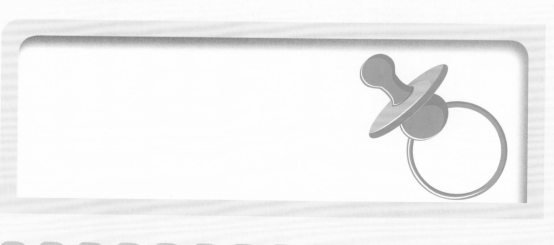

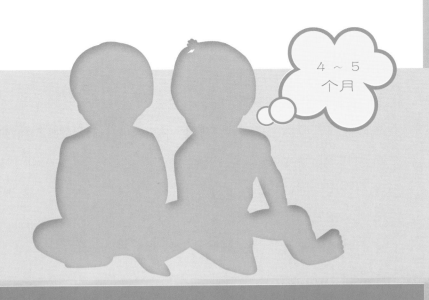

# 宝宝 4 ~ 5 个月
# 正常指标与健康指导

## 本月身体特征

| 头围 | 男宝宝 | 40.6 ~ 45.4 厘米，平均为 43.0 厘米 |
|------|--------|----------------------------------|
|      | 女宝宝 | 39.7 ~ 44.5 厘米，平均为 42.1 厘米 |
| 胸围 | 男宝宝 | 39.2 ~ 46.8 厘米，平均为 43.0 厘米 |
|      | 女宝宝 | 38.1 ~ 45.7 厘米，平均为 41.9 厘米 |
| 身长 | 男宝宝 | 62.4 ~ 71.6 厘米，平均为 67.0 厘米 |
|      | 女宝宝 | 60.9 ~ 70.1 厘米，平均为 65.5 厘米 |
| 体重 | 男宝宝 | 6.2 ~ 9.7 千克，平均为 8.0 千克 |
|      | 女宝宝 | 5.9 ~ 9.0 千克，平均为 7.5 千克 |
| 囟门 |        | 前囟仍未闭合 |

## 宝宝的平衡与大运动

🍃 躺着时，四肢伸展。

🍃 可抬起头与肩膀。

🍃 可拉脚至嘴边，吸吮大脚趾。

宝宝

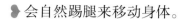

**MONTHS**

4至5个月

健康指标

快捷成为合格的准妈妈和准爸爸

🔸 会自然踢腿来移动身体。

🔸 能从仰卧翻滚到俯卧。

🔸 趴着时，身体会像飞机状摇摆，四肢伸展，背部挺起和弯曲。

🔸 头和胸抬得很高。

🔸 双手用力推，膝盖向前缩起。

🔸 可从俯卧翻转成仰卧。

🔸 大人用双手托住宝宝胸背部，向上举起，再落下，宝宝的双臂能向前伸直，做出自我保护的动作。

🔸 被人从腋窝抱住时，会站，而且身体上下动，两脚做轮流踏步动作。

🔸 扶起时，宝宝能坐 30 分钟，头部、背脊挺直，且头和躯干能保持在一条线上，关节可以自由活动，身体不摇晃。

🔸 如果不扶着宝宝，他能独坐 5 秒钟以上，但头部和身体向前倾。

🔸 扶住腰部让宝宝站立，宝宝的臀部伸展，两膝虽然略微弯曲，但已能支持大部分体重。

## 宝宝的精细动作

🔸 将拨浪鼓放在宝宝手能触及并方便抓取的位置，这时鼓励宝宝抓取拨浪鼓，宝宝能一手或双手抓取拨浪鼓。

🔸 稍稍显示出大拇指与手掌的相对位置，常用大拇指与食指抓物，手掌能稍微翻转。

🔸 若将摇铃放在宝宝的手上，宝宝会握住玩耍。

## 宝宝的语言能力

🔸 会用不同的节律咿呀学语，听起来仍像胡乱发出的音调，但如果仔细听，会发现宝宝会升高和降低声音，好像在发言或询问一些问题。

🔸 当宝宝看到熟悉的事物时，能发出咿咿呀呀的声音，还会对自己或玩具"说话"。

🔸 当宝宝听到响声时，宝宝会对声音做出反应，试图寻找声源。

## 宝宝的社交行为

💧 当宝宝看到奶瓶、母亲的乳房时，会表现出愉快的情绪。

💧 当他吃到奶时，会用他的小手拍奶瓶或母亲的乳房。

💧 当宝宝看到一个他渴望接触和触摸的东西而自己又无法办到时，他就会通过喊叫、哭闹等方式要求大人帮助他。

💧 照镜子时，能分辨出镜中的母亲与自己，对镜中的影像微笑、"说话"，可能还会好玩地敲打镜子。

💧 会用微笑、发声与人进行情感交流，会流露出期待之情，挥手或举手臂要大人抱。

💧 当被大人抱着时会用小手抓紧大人。

💧 如果在他哭泣时大人对他说话，他会停止哭泣。

💧 会模仿别人的表情，模仿时会皱起眉头，对着人脸微笑。

💧 能区分出陌生人和熟人。

## 宝宝的适应能力

💧 让宝宝平躺着，将摇铃悬挂在宝宝上方，宝宝很快就能发现摇铃，并将双手慢慢靠近摇铃。

💧 扶着宝宝坐起来，把软球放在宝宝身边，宝宝的双手会慢慢向软球靠近并抓到软球，但不一定能抓住。

💧 若将玩具放在宝宝能触及的地方，宝宝会伸手完全靠近并抓住玩具。

💧 如果将玩具放在稍远的位置，有时宝宝会有试图够取的迹象。

💧 若大人将宝宝正在注视着的玩具拿起来，宝宝会顺着大人手的方向寻找玩具。

💧 大人拿着两个同样的玩具，一个放在宝宝的手中，另一个放在稍远的地方（在宝宝视线范围内），宝宝的目光会追视另一个玩具。

💧 如果将两个玩具都放在宝宝手中，再拿一个同样的玩具放在稍远的地方（也在宝宝视线范围内），宝宝就会注视第三个玩具。

💧 如果将两个玩具同时放在宝宝身边，宝宝看到后有时会设法接触和抓过两个玩具。

💧 宝宝看到小物体或小玩具，会将它拿起来，再放到嘴里。

宝宝

4至5个月

MONTHS

健康指标

快速成为合格的准妈妈和准爸爸

## 我家心爱宝宝的指标

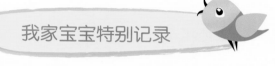

| 身长 | | 厘米 |
|---|---|---|
| 体重 | | 千克 |
| 头围 | | 厘米 |
| 胸围 | | 厘米 |
| 前囟 | （    ）×（    ）厘米 | |

## 我家宝宝特别记录

| 主动翻身 | | 天 |
|---|---|---|
| 短时间独坐 | | 天 |
| 能用大拇指与食指抓物 | | 天 |
| 其他 | | |

## 本月发育注意要点

🐦 在本月内，如果宝宝出现下列发育延迟的特征警示，请尽快带宝宝看儿科医生或向育儿专家咨询。

🐦 靠物坐起时，头部仍然向后垂。

🐦 仍然不会两面翻身，如向左或向后翻身。

🐦 不能自发地微笑。

🐦 很难将物品送入口中。

🐦 夜间醒来，很难安慰入睡。

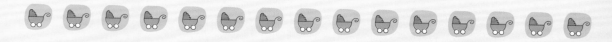

## 玩具推荐

- 绑在婴儿床边上的不易破碎的镜子。
- 软球，包括会发出柔和悦耳声音的球。
- 会发出声音的织物玩具。
- 可用手指握住的玩具，以锻炼抓握能力。
- 可发出声响的玩具，如铃铛、沙球、小手鼓等。
- 可供宝宝翻阅的图像鲜明的图画书。

## 计划免疫疫苗

- 百白破疫苗：本月注射第三针，即最后一针，百白破疫苗接种全部完成。
- 预防针记录

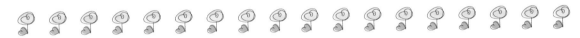

| 百白破疫苗（第三次） | 天 |
| --- | --- |

## 本月养育要点

- 帮助宝宝接受新食物。
- 及时为宝宝添加富含钙、磷及各种维生素的食物。
- 每天给宝宝进行亲子按摩。
- 正确处理宝宝喉咙里的痰。
- 多抱宝宝起来玩。
- 加强看护，避免宝宝掉到地上。
- 注意照顾夜里啼哭的宝宝。
- 注意预防传染病。
- 防止宝宝触摸危险物品。
- 防止宝宝吞入异物。
- 给宝宝洗澡时，避免宝宝烫伤或滑倒。

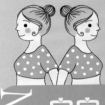
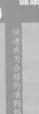
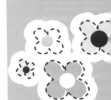

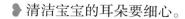

宝宝

4 至 5 个月

健康指标

快速成为合格的准妈妈和准爸爸

❧ 清洁宝宝的耳朵要细心。

❧ 适当进行游戏与训练。

❧ 刺激手指，促进脑部发育。

## 本月禁忌事宜

❧ 切勿摇晃婴儿，以免引发脑部震荡。

❧ 不要过多干预宝宝的睡姿。

❧ 不宜选择易碎的玩具。

## 本月要事必知

❧ 预防宝宝患感冒。

❧ 预防宝宝患痢疾。

❧ 宝宝出现出牙前征兆，少数宝宝开始长牙，注意口腔卫生与牙齿护理。

❧ 预防佝偻病及贫血的发生。

❧ 谨防宝宝患沙眼。

❧ 防治婴儿口腔炎症，如鹅口疮、口疮溃疡、流行性腮腺炎、疱疹性口炎、口角炎等。

## 宝宝健康情况记事

宝宝出现的异常和特殊情况：

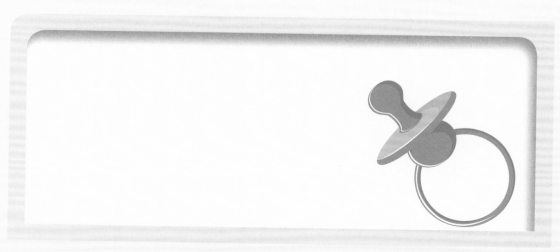

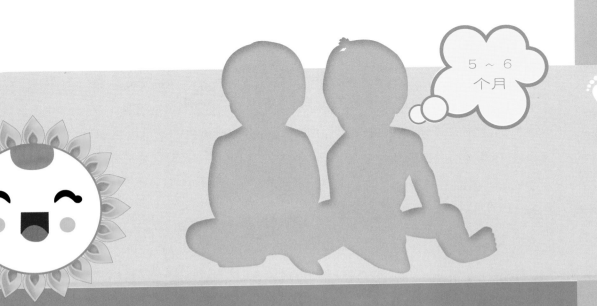

## 宝宝5～6个月
## 正常指标与健康指导

### 本月身体特征

| | | |
|---|---|---|
| 头围 | 男宝宝 | 41.5～46.7厘米，平均为44.1厘米 |
| | 女宝宝 | 40.4～45.6厘米，平均为43.0厘米 |
| 胸围 | 男宝宝 | 39.7～48.1厘米，平均为43.9厘米 |
| | 女宝宝 | 38.9～46.9厘米，平均为42.9厘米 |
| 身长 | 男宝宝 | 64.0～73.2厘米，平均为68.6厘米 |
| | 女宝宝 | 62.4～71.6厘米，平均为67.0厘米 |
| 体重 | 男宝宝 | 6.6～10.3千克，平均为8.5千克 |
| | 女宝宝 | 6.2～9.5千克，平均为7.8千克 |
| 囟门 | | 前囟仍未闭合 |

### 宝宝的平衡与大运动

🐦 宝宝平躺时能熟练地从仰卧位翻滚到俯卧位。

🐦 趴着时，双腿抬高伸展，并可以向各个方向翻转。

🐦 可以双手双膝支起身体，四肢伸展以使身体向前跃或向后退。

宝宝

5至6

个月

健康指标

快速成为合格的准妈妈和准爸爸

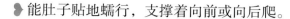

🔸 能肚子贴地蠕行，支撑着向前或向后爬。

🔸 当从俯卧位翻身时，能侧身弯曲至半坐的姿势。

🔸 拉着手腕坐起时，能保持平衡，腰、背挺直，能抬头，能自由活动。

🔸 坐在椅子上时，能抓晃动的物品。

🔸 如果身体倾倒，宝宝能自己再坐直。

🔸 可以短暂独坐，可以没有支持自己独坐半小时，但必须身体前倾用双手支撑来维持坐姿。

🔸 扶着宝宝腰部，让宝宝站立，宝宝能上下蹦跳。

## 宝宝的精细动作

🔸 宝宝所有的手指都能做出抓的动作。

🔸 将小玩具放在宝宝身边，宝宝能用一只手臂伸向玩具，并大把地把玩具抓在掌心。

🔸 吃奶时，双手能握住奶瓶。

🔸 宝宝手中拿着玩具时，可以转动手腕，将物品拿在手中转。

🔸 将宝宝的衣服盖在他的脸上，他会自己用手将衣服拿开。

## 宝宝的语言能力

🔸 开始将元音与较多的辅音（通常有 f、v、s、sh、z、k、m 等）合念了，而且声音大小、高低、快慢也有变化。

🔸 咿呀学语、发出兴奋声音时，宝宝的动作也多了，而且大多对女人的声音有反应。

🔸 宝宝可通过发声表达高兴或不高兴，会抱怨地咆哮、快乐地笑、兴奋地尖叫或大笑，对不同的声调做出不同的反应。

🔸 别人叫自己的名字时有反应，会转过头来。

## 宝宝的社交行为

🔸 照镜子时，仍然会对镜中的影像微笑，但已能分辨出自己与镜中影像的不同。

🔸 当两手轮流握物时，能觉察到自己身体的不同部分，并知道自身与外界的不同。

🔸 不喜欢陌生人。

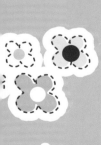

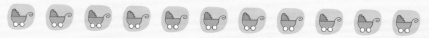

◆ 能分辨出成人与儿童，会用伸手、发音等方式主动与人交往，会对陌生的宝宝微笑，还会伸手去触摸其他的宝宝。

◆ 当大人给宝宝洗脸时，如果他不愿意，他会将大人的手推开。

## 宝宝的适应能力

◆ 让宝宝平躺，当他看到自己的小床上挂着的摇铃时，他会伸出双手试图够取、抓握摇铃。

◆ 拉着手腕让宝宝坐起，将拨浪鼓放在他的面前，他仍会够取并抓握拨浪鼓。

◆ 能觉察到双手与手中之物的关系，当大人把宝宝手中的玩具拿过来放在他能看见的床上的位置时，他会自己滚过去追着玩具，并把玩具拿在手里。

◆ 如果玩具掉到地上，他会低头寻找。

◆ 在宝宝面前摆放三块积木，当他拿到第一块后，开始伸手想拿第二块，并注视着第三块。

◆ 宝宝对看到的东西能很快、很坚决地伸手去拿，手很稳定，通常宝宝的眼睛会注视着伸手去拿的东西，但也可能闭起眼睛直接稳定地拿起东西。

## 我家心爱宝宝的指标

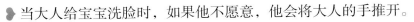

| 身长 | 厘米 |
|---|---|
| 体重 | 千克 |
| 头围 | 厘米 |
| 胸围 | 厘米 |
| 前囟 | （　　）×（　　）厘米 |

十月孕期和周岁宝宝
身体指标全跟踪

宝宝
MONTHS
5至6个月
健康指标

快速成为合格的准妈妈和准爸爸

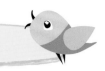
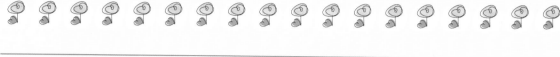

## 我家宝宝特别记录

| 听到自己名字时转头 | 天 |
| --- | --- |
| 从卧位转成半坐位 | 天 |
| 能独坐半小时 | 天 |
| 手拿物品转动手腕 | 天 |
| 玩具掉落会找 | 天 |
| 大笑 | 天 |
| 其他 | |

## 本月发育注意要点

🐦 在本月内，如果宝宝出现下列发育延迟的特征警示，请尽快带宝宝看儿科医生或向育儿专家咨询。

🐦 仍然不能在别人的帮助下坐起。

🐦 不能主动拿物品。

🐦 不会笑，哭声少，动作缓慢。

🐦 睡眠时哭闹不停，大汗淋漓。

## 玩具推荐

🐦 能沉、浮的浴室玩具，便于宝宝抓握，增加洗澡的乐趣，锻炼手眼协调能力及认知能力。

🐦 软性积木，认识、抓握积木，家长帮助做出新的造型，锻炼手眼协调能力及认知能力。

🐦 软球，锻炼抓握及手眼协调能力。

🐦 能发声的填充玩具，如娃娃、小猫等，让它发出声音。

🐦 不倒翁，通过摇晃或推不倒翁，训练宝宝的精细动作。

🐦 适合宝宝特点的图书，通过读书培养宝宝阅读的兴趣。

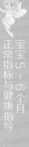

## 计划免疫疫苗

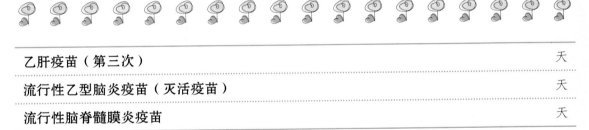

🐦 乙肝疫苗：本月为第三次接种，至此，乙肝疫苗接种全部完成。

🐦 流行性乙型脑炎疫苗（灭活疫苗）：本月初次接种，共 2 针。

🐦 一般在接种第一针后间隔 70 天接种第二针。

🐦 此后，在 1 岁、4 岁、7 岁时还需各接种一次加强针。

🐦 流行性脑脊髓膜炎疫苗：本月初次接种，共 2 针。

🐦 第一针在 6 个月时接种，在流行地区间隔 3 个月后注射第二针。

🐦 此后，到 3 岁时还需接种一次加强针。

🐦 最好在每年的 11 ～ 12 月份接种流行性脑脊髓膜炎疫苗，使宝宝体内在流行高峰期保持较高浓度的抗体。

🐦 预防针记录

| 乙肝疫苗（第三次） | 天 |
| --- | --- |
| 流行性乙型脑炎疫苗（灭活疫苗） | 天 |
| 流行性脑脊髓膜炎疫苗 | 天 |

## 本月养育要点

🐦 准备断奶。

🐦 多陪宝宝玩。

🐦 注意口腔卫生。

🐦 清洁五官要细心。

🐦 不要鲁莽地剥夺宝宝的安慰物。

🐦 找出宝宝夜间啼哭的原因。

🐦 抓住培养宝宝味觉和嗅觉的良机。

🐦 扶起宝宝，帮助宝宝多做跳跃动作。

🐦 宝宝有斜颈要及早发现。

🐦 帮助宝宝学会坐起来。

MONTHS

宝宝

5 至 6 个月

健康指标

快速成为合格的准妈妈和准爸爸

宝宝 5 ~ 6 个月
正常指标与健康指导

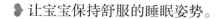

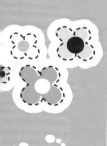

◗ 让宝宝保持舒服的睡眠姿势。

◗ 注意观察宝宝有无胆道闭锁。

◗ 用匙给宝宝喂食物。

◗ 给宝宝使用牙胶。

## 本月禁忌事宜

◗ 避免噪音长期刺激宝宝未健全的中枢神经系统。

◗ 忌给宝宝吃过咸的食物。

◗ 大人不宜把咀嚼好的食物喂给宝宝吃。

## 本月要事必知

◗ 未出牙或长出两颗乳牙。

◗ 防止"父爱缺乏综合征"的发生。

◗ 预防口腔炎。

◗ 注意宝宝发烧时的护理，必要时需尽快诊治。

◗ 注意预防贫血。

## 宝宝健康情况记事

宝宝出现的异常和特殊情况：

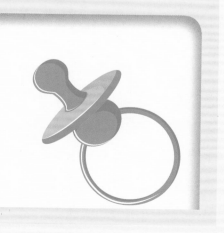

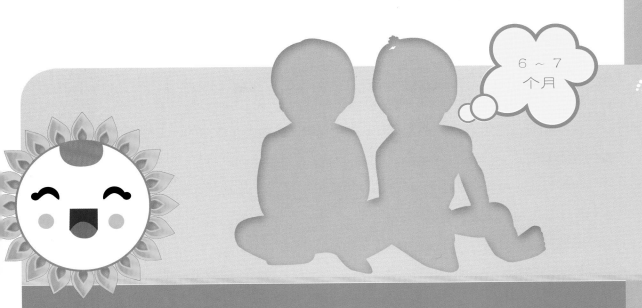

# 宝宝 6 ～ 7 个月
## 正常指标与健康指导

## 本月身体特征

| 头围 | 男宝宝 | 42.4 ～ 47.6 厘米，平均为 45.0 厘米 |
|---|---|---|
| | 女宝宝 | 42.2 ～ 46.3 厘米，平均为 44.2 厘米 |
| 胸围 | 男宝宝 | 40.7 ～ 49.1 厘米，平均为 44.9 厘米 |
| | 女宝宝 | 39.7 ～ 47.7 厘米，平均为 43.7 厘米 |
| 身长 | 男宝宝 | 65.5 ～ 74.7 厘米，平均为 70.1 厘米 |
| | 女宝宝 | 63.6 ～ 73.2 厘米，平均为 68.4 厘米 |
| 体重 | 男宝宝 | 6.9 ～ 10.7 千克，平均为 8.6 千克 |
| | 女宝宝 | 6.4 ～ 10.1 千克，平均为 8.2 千克 |
| 囟门 | | 6 个月以后，前囟因骨化而逐渐缩小 |

## 宝宝的平衡与大运动

❥ 平躺时，宝宝能自动把头抬起来，并拉着脚放进嘴里。

❥ 趴着时，已能用双手双膝撑起身体前后摇动，还能手和膝挨床面做爬行的动作。

❥ 用手和膝盖向前爬时，腹部挨着床面，拖着自己匍匐前行，还可扭着屁股拖着自己一

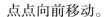

点点向前移动。

💧 能一手或双手握物的同时向前蠕行。

💧 平躺时，能用抬高、放落臀部来移动身体，或侧坐在弯曲的腿上用左手右脚、右手左脚的方式前进。

💧 可以侧身用双臂支撑着坐起来或以爬行的姿势将两腿前伸而独立坐起。

💧 能稳定地独坐数分钟或更久。

💧 被拉着站起来时，腿保持直挺，能站立片刻。

💧 被扶着腋窝时，能负担身体重量站立，并上下跳跃，腿伸出行走，双眼注视脚部。

## 宝宝的精细动作

💧 能自由地弯曲手指做出抓的动作，还能用拇指和其他手指一起对捏、拨弄小物件。

💧 能将物体从一只手传递到另一只手中，然后再用空着的手去取物。

💧 宝宝抓握到玩具后，玩具并没有握至手心里，而是偏向大拇指的手掌位置。

💧 当宝宝看见吸引他的东西出现在眼前时，不再两手同时伸出够取，而是伸出一只手去够。

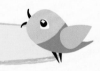

## 宝宝的语言能力

💧 宝宝对自己玩弄出来的咯咯声很感兴趣，同时对大人在和他接触时所发出的一些简单声音会有反应动作。

💧 宝宝嘴里含着唾液时发出的声音与平常的声音是不一样的，但他总是兴致勃勃地要弄口水声音。

💧 能无意识地发出 ba—ba、ma—ma 等双唇音，但他并不明白话语的意思。

💧 宝宝会制造出不同的声音，也能模仿咳嗽声、咂舌声等。

💧 宝宝在与陌生人和熟悉的人交流时发音明显不同。

## 宝宝的社交行为

💧 照镜子时，会对镜中的影像微笑、亲吻或拍打等。

💧 常常模仿父母对他发出的双音节。

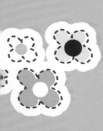

很多宝宝能自动发出"爸爸"、"妈妈"等音节，开始时他并不知道是什么意思，但见到父母听到叫"爸爸"、"妈妈"就会很高兴，宝宝会渐渐从无意识地发音发展到有意识地叫"爸爸"、"妈妈"。

## 宝宝的适应能力

当宝宝拿到东西后，他会翻来覆去地看看、摸摸、摇摇，表现出积极的感知倾向。

将能发声的小手鼓放到宝宝手里，宝宝会主动摇动手里的手鼓。

让宝宝拿着一块积木，再将一块积木放在他身边，他会拿起第二块积木，并同时拿在手中几秒钟。

如果宝宝手中已经拿了两块积木，再在他身边放一块积木，他会拿着两块积木，并试图去碰第三块积木。

宝宝能用手里拿着的硬物自上而下地敲击硬平面。

## 我家心爱宝宝的指标

| 身长 | 厘米 |
|---|---|
| 体重 | 千克 |
| 头围 | 厘米 |
| 胸围 | 厘米 |
| 前囟 | （　　）×（　　）厘米 |

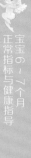
宝宝6～7个月
正常指标与健康指导

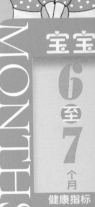
MONTHS
宝宝
6至7个月
健康指标

快速成为合格的准妈妈和准爸爸

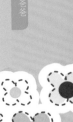

宝宝

6至7个月

MONTHS

健康指标

快速成为合格的准妈妈和准爸爸

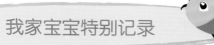
## 我家宝宝特别记录

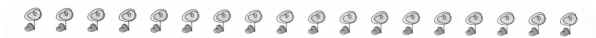

| | |
|---|---|
| 开始匍行 | 天 |
| 从卧位到独坐自如 | 天 |
| 大拇指与其他手指对捏 | 天 |
| 无意识地发出 ba—ba、ma—ma 的音 | 天 |
| 模仿父母发音 | 天 |
| 其他 | |

## 本月发育注意要点

🐦 在本月内，如果宝宝出现下列发育延迟的特征警示，请尽快带宝宝看儿科医生或向育儿专家咨询。

🐦 仍然不能用双眼追视近处 30 厘米到远处 180 厘米的事物。

🐦 仍然不能用双腿支撑身体。

🐦 仍然不能通过动作引起别人的注意。

🐦 双腿柔软无力。

## 玩具推荐

🐦 拉绳音乐盒，捆在婴儿车上，让宝宝学会如何通过拉绳使音乐盒发出声音，锻炼手眼协调能力及音乐能力。

🐦 玩具鼓，随意敲打，满足宝宝手部动作的需要，进行听觉刺激，锻炼手眼协调能力。

🐦 适合宝宝特点的图书，以培养宝宝的阅读兴趣。

## 计划免疫疫苗

🐦 本月无任何接种任务。

## 本月养育要点

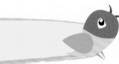

- 训练宝宝学坐便盆。
- 遵循平衡膳食的搭配原则。
- 饭后、睡前多给宝宝喝白开水，以保护乳牙的健康。
- 帮助宝宝学习爬行，以促进其智能发展。
- 训练宝宝自己吃东西。
- 根据月龄特点合理添加辅食。
- 培养宝宝养成好的睡眠习惯。
- 鼓励宝宝的模仿行为。

## 本月禁忌事宜

- 宝宝不宜多吃甜食。
- 宝宝不宜多食用炼乳。
- 宝宝不宜食用蜂蜜。
- 宝宝不宜喝成人饮料。

## 本月要事必知

- 开始长出下面的两颗乳牙，注意口腔卫生。
- 防止过胖的宝宝形成扁平足或弯腿。
- 预防断奶综合征的发生。
- 预防淋巴结肿大。
- 预防婴儿癫痫症。
- 预防婴儿结膜炎。
- 及早发现宝宝是否贫血。

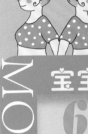
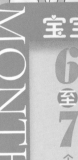

MONTHS

宝宝

6 至 7

个月

健康指标

快速成为合格的准妈妈和准爸爸

宝宝6～7个月 正常指标与健康指导

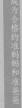
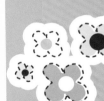

## 宝宝健康情况记事

宝宝出现的异常和特殊情况：

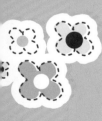

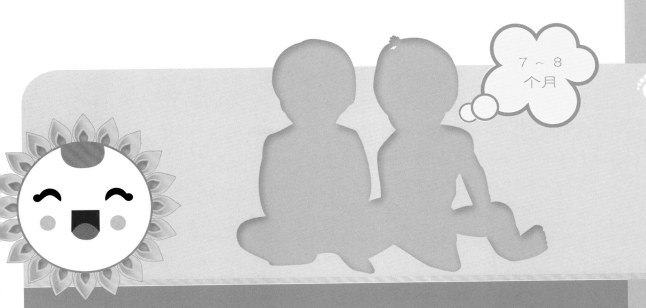

# 宝宝 7 ～ 8 个月
## 正常指标与健康指导

### 本月身体特征

| | | |
|---|---|---|
| 头围 | 男宝宝 | 42.5 ～ 47.7 厘米，平均为 45.1 厘米 |
| | 女宝宝 | 41.5 ～ 46.7 厘米，平均为 44.1 厘米 |
| 胸围 | 男宝宝 | 41.0 ～ 49.4 厘米，平均为 45.2 厘米 |
| | 女宝宝 | 40.1 ～ 48.1 厘米，平均为 44.1 厘米 |
| 身长 | 男宝宝 | 66.5 ～ 76.5 厘米，平均为 71.5 厘米 |
| | 女宝宝 | 65.4 ～ 74.6 厘米，平均为 70.0 厘米 |
| 体重 | 男宝宝 | 7.1 ～ 11.0 千克，平均为 9.1 千克 |
| | 女宝宝 | 6.7 ～ 10.4 千克，平均为 8.5 千克 |
| 囟门 | | 前囟因骨化而继续缩小，一般到 12~18 个月时闭合 |

### 宝宝的平衡与大运动

❧ 宝宝可以自己坐起来，虽然头仍不时向前倾，但他几乎总能用手臂支撑。

❧ 当宝宝躺在一个平面上时，他会不停地运动，还会抓住自己的脚或身边的任何东西塞进口中。

❧ 但他很快就不满足于仰卧位，现在他可以随意翻身，一不留神就会翻动。

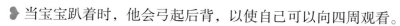

当宝宝趴着时，他会弓起后背，以使自己可以向四周观看。

在室内，宝宝开始向他想要去的地方爬去。

也能一只手拿着玩具爬。

还能以坐姿靠臀部上下移动前进。

能自己扶着物体或靠在物体上站立，但站立后必须在别人的帮助下才能坐下来。

拉着手臂让宝宝站起来时，宝宝的一只脚会在另一只脚前面。

能自如地伸手拿玩具，也开始学捡起玩具。

## 宝宝的精细动作

能用大拇指、食指与中指握住积木，大拇指与食指可合作拿物，能拾起地上的小东西及线。

手拿着摇铃至少可摇 3 分钟。

当宝宝够取玩具时，手指会极力伸张地伸向玩具，且集中全部注意力。

## 宝宝的语言能力

与人玩或独处时会自然地发出各种声音。

咿呀学语时会模仿大人的语调，会大叫，感到满意时会发声。

开始模仿别人嘴和下巴的动作，如咳嗽等。

当宝宝听到"不"等带有否定意义的声音时，能暂时停下手里的动作，但很快可能又继续做他停下来的动作。

当宝宝听到附近熟悉的声音时，会做出反应，如听到叫自己的名字、电话铃声等就会转头或转身。

会用身体语言与人交流。如见到亲人时伸手要求抱，不同意时摇头，如果有人把他的玩具拿走还会哭闹。

## 宝宝的社交行为

见到新鲜的事情会惊奇和兴奋，从镜子里看见自己，会到镜子后边去寻找。

◗ 有时还会对着镜子亲吻自己的笑脸。

◗ 开始观察大人的行为，当大人站在他面前，伸开双手招呼他时，他会微笑，并伸手要求抱。

◗ 会模仿大人的行为，如大人给他一个飞吻，要求他也给一个。他会遵照大人的要求表演一次飞吻。

◗ 当大人与宝宝玩拍手游戏时，他会积极配合并试图模仿。

◗ 能听懂、理解大人的话和面部表情，并逐渐学会辨识别人的情绪，如被表扬时会高兴地微笑、被训斥时会显得很委屈、看到妈妈高兴时就微笑、听到爸爸责备时就大哭等。

◗ 开始有怯生感，怕与父母分开。

## 宝宝的适应能力

◗ 大人将摇铃拿在手里摇晃，然后放到宝宝身边，宝宝会拿起摇铃，模仿大人主动摇铃。

◗ 拿着洋娃娃逗引宝宝，宝宝会追逐大人手中的洋娃娃。

◗ 在宝宝面前摆放一堆积木，他会双手各拿一块积木在手里握 1 分钟以上，还会将手中的两块积木相互击打。

◗ 将小球放在广口瓶中，然后拿给宝宝，宝宝能将广口瓶中的小球倒出来，当看到被他倒出来的小球时，他会伸手够取。

## 我家心爱宝宝的指标

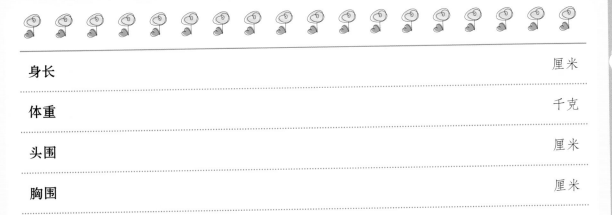

| 身长 | 厘米 |
|---|---|
| 体重 | 千克 |
| 头围 | 厘米 |
| 胸围 | 厘米 |
| 前囟 | （　　）×（　　）厘米 |

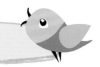

## 我家宝宝特别记录

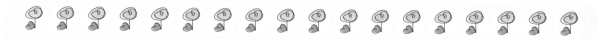

| | |
|---|---|
| 自如爬行 | 天 |
| 扶物站立 | 天 |
| 模仿大人的动作 | 天 |
| 懂得大人的面部表情与情绪 | 天 |
| 产生怯生感 | 天 |

宝宝
**7**至**8**个月
健康指标

快速成为合格的准妈妈和准爸爸

## 本月发育注意要点

🐦 在本月内，如果宝宝出现下列发育迟缓的特征警示，请尽快带宝宝看儿科医生或向育儿专家咨询。

🐦 仍然不会咿呀学语。

🐦 对捉迷藏游戏仍然没有兴趣。

🐦 不能拿住一块积木再注视另一块。

🐦 不会爬行。

🐦 爬行时，身体的一侧总是拖着走。

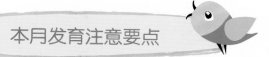

## 玩具推荐

🐦 不同大小、形状和颜色的积木，练习抓握能力，大人用积木帮助宝宝搭出造型，锻炼宝宝的手眼协调能力。

🐦 拖拉玩具，利用玩具上拴的绳把它拉过来，锻炼宝宝解决问题的能力。

🐦 带盖的盒子或瓶子，让宝宝盖盖，锻炼宝宝的手眼协调能力，并认识因果关系。

🐦 大小不同的不易破碎的镜子。

🐦 能发出声音的玩具。

🐦 配有大图案的大开本图画书。

宝宝7～8个月
正常指标与健康指导

宝宝

MONTHS

7至8个月

健康指标

快速成为合格的准妈妈和准爸爸

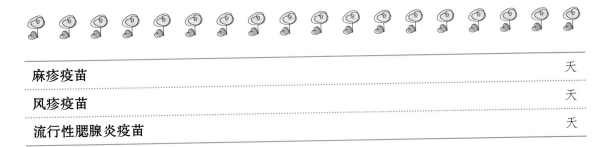

## 计划免疫疫苗

🐦 麻疹疫苗：宝宝满 8 个月时，体内的麻疹抗体基本消失，需接种麻疹疫苗，并要一次性完成。

🐦 风疹疫苗、流行性腮腺炎疫苗：8 ～ 12 个月的宝宝，推荐接种这两种疫苗。

🐦 预防针记录

| | |
|---|---|
| 麻疹疫苗 | 天 |
| 风疹疫苗 | 天 |
| 流行性腮腺炎疫苗 | 天 |

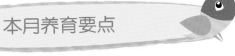

## 本月养育要点

🐦 进餐时，让宝宝坐在固定的餐位，并使用固定的餐具。

🐦 宝宝发烧时，要多给宝宝喝水，少吃高蛋白食品。

🐦 给宝宝添加能用舌头碾碎的替代食物。

🐦 可以让宝宝适当吃点零食。

🐦 饭后、睡前坚持为宝宝清洗牙齿和牙龈，保持口腔卫生。

🐦 注意培养宝宝的排便卫生习惯。

🐦 晚上宝宝睡觉时，尽量不开灯。

🐦 训练宝宝爬行和站立能力，以促进智力发育。

🐦 鼓励宝宝发音，并提高宝宝对语言的理解能力。

🐦 夏季保持室内空气凉爽、新鲜，预防宝宝中暑。

🐦 培养宝宝的阅读能力。

🐦 帮助宝宝加强记忆。

🐦 陪宝宝做捉迷藏游戏。

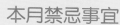

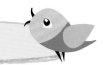

## 本月禁忌事宜

- 宝宝每天的牛奶量不宜过多。
- 避免宝宝用手指捅危险的地方。
- 携带热饮料或食品时不要靠近宝宝，也不要抱宝宝，以免烫伤。
- 不要让宝宝在地板上的加热器或电源插座周围爬行。
- 不要在宝宝爬行的区域内遗留小物品。
- 不要给宝宝边缘尖锐的食物。

## 本月要事必知

- 绝大部分宝宝已开始长齐两颗下切牙。
- 预防呼吸道感染。
- 注意牙痛病：宝宝长牙期间，可能会出现轻度发烧与轻微的腹泻，必要时需咨询儿科医生。
- 耳耵聍阻塞：当宝宝出现耳耵聍阻塞症状、发烧或耳朵痛的现象时，要及时联络儿科医生。

## 宝宝健康情况记事

宝宝出现的异常和特殊情况：

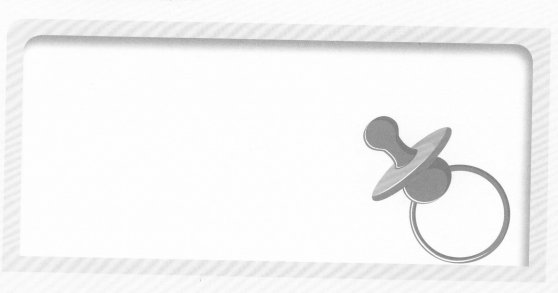

# 宝宝 8～9 个月
# 正常指标与健康指导

## 本月身体特征

| | | |
|---|---|---|
| 头围 | 男宝宝 | 43.0 ～ 48.0 厘米，平均为 45.5 厘米 |
| | 女宝宝 | 42.1 ～ 46.9 厘米，平均为 44.5 厘米 |
| 胸围 | 男宝宝 | 41.6 ～ 49.6 厘米，平均为 45.6 厘米 |
| | 女宝宝 | 40.4 ～ 48.4 厘米，平均为 44.4 厘米 |
| 身长 | 男宝宝 | 67.9 ～ 77.5 厘米，平均为 72.7 厘米 |
| | 女宝宝 | 66.5 ～ 76.1 厘米，平均为 71.3 厘米 |
| 体重 | 男宝宝 | 7.3 ～ 11.4 千克，平均为 9.3 千克 |
| | 女宝宝 | 6.8 ～ 10.7 千克，平均为 8.8 千克 |
| 囟门 | 前囟继续缩小，一般到 12 ～ 18 个月时闭合 | |

## 宝宝的平衡与大运动

❥ 可以一只手拿着东西爬，爬行时开始懂得转方向，有些宝宝可能会爬楼梯。

❥ 能双手握着玩具独自坐稳，不摔倒，坐椅子也坐得很好，自己坐得很稳，可以坐着转向 90 度，而且能独自从坐姿稳稳当当地趴下。

🐦 能手扶着物体站一会儿，站起来后会自己蹲下，少数宝宝可能还会扶着墙或家具侧走。

## 宝宝的精细动作

🐦 会在胸前拍手或拿着两样东西相互击打。

🐦 能自己拿着奶瓶喝奶，奶瓶掉了会自己捡起来。

🐦 会用食指指东西和方向。

🐦 会用食指挖洞或勾东西。

🐦 能将积木放入盒子里，还能再从盒子里取出积木。

🐦 开始玩积木，能将两块积木叠起来。

## 宝宝的语言能力

🐦 开始有明显的高低音调出现，会用声音加强情绪的激动。

🐦 能模仿大人咳嗽，用舌头发出嗒嗒声或发出嘶嘶声。

🐦 当大人在宝宝面前边说"欢迎"、"再见"边用手势表示时，宝宝也会模仿，并逐渐会用手势表示"欢迎"和"再见"。

🐦 会注意听别人讲话或唱歌，对自己名字以外的一两个字有反应，如"不行"等。

🐦 能听懂简单的指示，如去拿玩具。

🐦 能发简单的音，但发音不一定准确。如：边哭闹边发"不"的同时摆手表示不同意。

🐦 想让大人帮他拿某个东西时，会指着东西看着大人的脸发"啊啊"的音。

## 宝宝的社交行为

🐦 看见妈妈拿奶瓶时，会等着妈妈来喂自己。

🐦 会在家人面前表演，受到表扬和鼓励时会重复表演。

🐦 喜欢玩捉迷藏、拍手等游戏，并会模仿大人的动作。

🐦 当与大人玩捉迷藏时，会主动参与游戏。

🐦 对其他宝宝比较敏感，看到别的宝宝哭，自己也会跟着哭。

## 宝宝的适应能力

- 看到盒子中的积木后，能从盒子中取出积木。
- 当宝宝从盒子中取出积木后，会拿积木拍打盒子。
- 对别人的游戏感兴趣。
- 会用手指去拿小东西，会用双手去拿大东西。
- 当大人用布将积木盖住一大半，只露出积木的边缘时，宝宝能找出被布盖住的积木。
- 若宝宝发现小洞，他会将手指伸入小洞。
- 会一手拿一样东西，也会将手上的东西丢掉，再用手去拿另一样东西。
- 把拨浪鼓放在宝宝身边，宝宝会握住鼓柄将拨浪鼓拿起并摇响。
- 对做得好的事或游戏，会希望得到奖赏。
- 对重复的事会感到厌烦。

## 我家心爱宝宝的指标

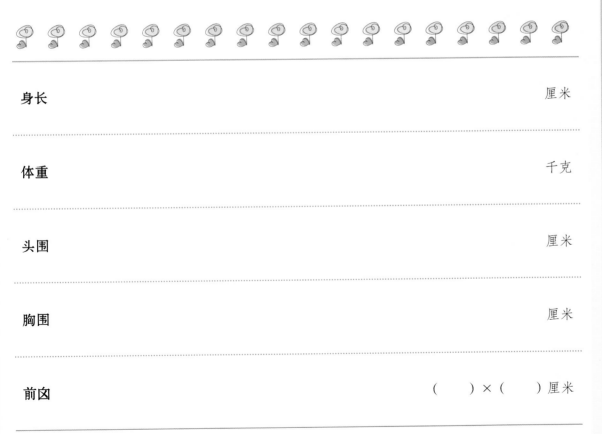

| | |
|---|---|
| **身长** | 厘米 |
| **体重** | 千克 |
| **头围** | 厘米 |
| **胸围** | 厘米 |
| **前囟** | （　　）×（　　）厘米 |

宝宝8～9个月
正常指标与健康指导

MONTHS

宝宝
8至9个月
健康指标

快速成为合格的准妈妈和准爸爸

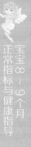
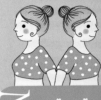

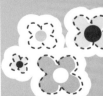

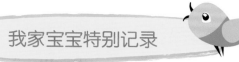

## 我家宝宝特别记录

| | |
|---|---|
| 爬行时会转方向 | 天 |
| 独自拿着奶瓶喝奶 | 天 |
| 会用手指东西或方向 | 天 |
| 会用手挖洞 | 天 |
| 能找出盖住大半的物体 | 天 |
| 会从容器中取物 | 天 |
| 会将物体放入容器 | 天 |
| 会用手势表示"欢迎"和"再见" | 天 |
| 其他 | |

## 本月发育注意要点

🕊 在本月内，如果宝宝出现下列发育延迟的特征警示，请尽快带宝宝看儿科医生或向育儿专家咨询。

🕊 有保护时仍然不能站立。

🕊 不会翻身，不会独坐。

🕊 不会寻找他看着藏起来的玩具。

🕊 不会无意识地发"mama"、"dada"、"baba"等声音。

## 玩具推荐

🕊 装玩具的小盒子，把玩具拿进拿出，藏找玩具，以锻炼宝宝的手眼协调能力及认知能力。

🕊 可以推动、打开能发出声音和运动的复杂盒子。

🕊 卡片，认识事物的名称，锻炼宝宝的认知能力和语言能力。

🕊 大洋娃娃或者玩具狗。

🕊 推拉玩具。

🕊 配有大图案的图画书。

## 计划免疫疫苗

🐦 流行性乙型脑炎疫苗（灭活疫苗）：此次为第二次接种。

🐦 此后，在1岁、4岁、7岁时还需各接种一次加强针。

🐦 流行性脑脊髓膜炎疫苗：本月可进行第二次接种，但为保证流脑流行季节体内免疫抗体浓度达到最高，可将初免时间拖至11 ~ 12月份。

🐦 风疹疫苗、流行性腮腺炎疫苗：8 ~ 12个月的宝宝，推荐接种这两种疫苗。

🐦 预防针记录

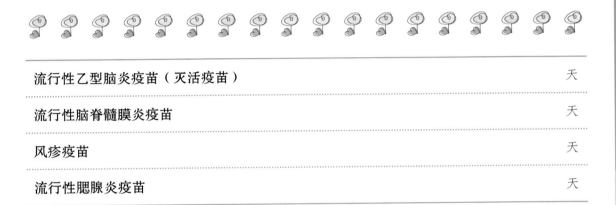

| | |
|---|---|
| 流行性乙型脑炎疫苗（灭活疫苗） | 天 |
| 流行性脑脊髓膜炎疫苗 | 天 |
| 风疹疫苗 | 天 |
| 流行性腮腺炎疫苗 | 天 |

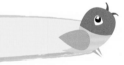

## 本月养育要点

🐦 可以考虑断奶了。

🐦 多吃富含铁的食物，避免宝宝患营养性贫血。

🐦 给宝宝穿方便活动的衣服。

🐦 增加户外活动的时间，培养宝宝欣赏大自然的兴趣。

🐦 训练宝宝的生活自理能力。

🐦 让宝宝模仿声音。

🐦 训练宝宝拇指与食指的对捏动作。

🐦 锻炼宝宝使用杯子喝水。

🐦 训练宝宝爬行和站立，如扶栏站立、扶走，促进感觉统一协调发展。

🐦 定期检查童车等用品的安全性。

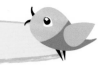

## 本月禁忌事宜

> 不要让宝宝单独待在浴室或盛水容器旁边，以免溺水。

> 不宜抛举宝宝，以免失手造成遗憾。

> 宝宝咳嗽时，禁食寒凉食物、肥甘厚味食物和橘子。

> 不要将药品或家用清洁产品放在宝宝能接触到的地方。

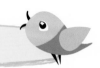

## 本月要事必知

> 多数宝宝已长齐两颗下中切牙，有的宝宝已经开始长出两颗上中切牙。

> 防止意外事故的发生。

> 谨防宠物咬伤宝宝。

> 预防流行性腮腺炎。

> 眼疾要及早发现、治疗。

## 宝宝健康情况记事

宝宝出现的异常和特殊情况：

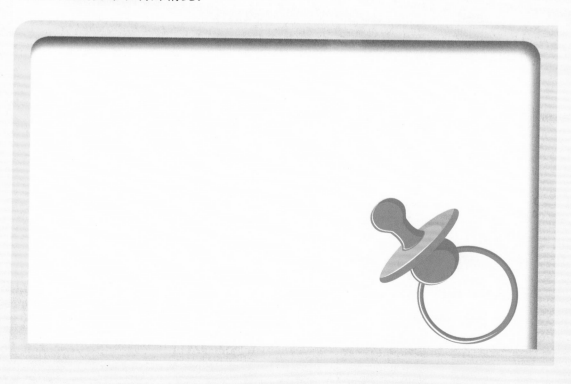

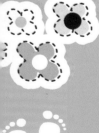

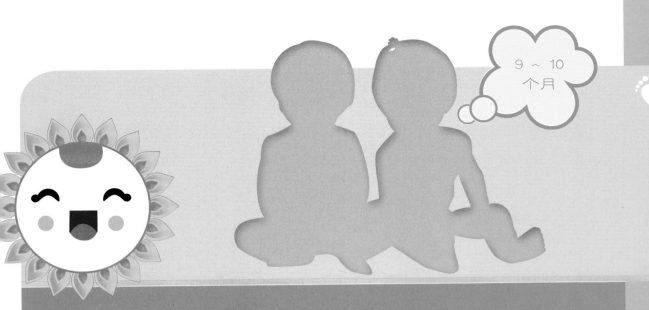

# 宝宝 9 ～ 10 个月
# 正常指标与健康指导

## 本月身体特征

| | | |
|---|---|---|
| 头围 | 男宝宝 | 43.2 ～ 48.4 厘米，平均为 45.8 厘米 |
| | 女宝宝 | 42.4 ～ 47.2 厘米，平均为 44.8 厘米 |
| 胸围 | 男宝宝 | 41.9 ～ 49.9 厘米，平均为 45.9 厘米 |
| | 女宝宝 | 40.7 ～ 48.7 厘米，平均为 44.7 厘米 |
| 身长 | 男宝宝 | 68.9 ～ 78.9 厘米，平均为 73.9 厘米 |
| | 女宝宝 | 67.7 ～ 77.3 厘米，平均为 72.5 厘米 |
| 体重 | 男宝宝 | 7.5 ～ 11.5 千克，平均为 9.5 千克 |
| | 女宝宝 | 7.0 ～ 10.9 千克，平均为 8.9 千克 |
| 囟门 | 前囟继续缩小，到 12 ～ 18 个月时闭合 | |

## 宝宝的平衡与大运动

❥ 宝宝爬行时四肢已经能伸直。

❥ 可以用手掌支撑地面独立站起来。

❥ 可扶着家具一边移动小手一边抬脚横着走。

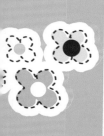
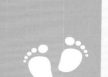

❥ 能自如地爬上椅子，再从椅子上爬下来。

❥ 当宝宝独站或扶站时，能有意识地从站立到坐下，再从坐姿到俯卧。

❥ 宝宝扶物站立时，能用一手扶物，再弯下身子用另一只手去捡起地上的玩具。

❥ 能笨拙地将手中的物品放开。

## 宝宝的精细动作

❥ 能用拇指、食指熟练地捏住小物件。

❥ 可用一只手拿两件小东西，有些宝宝可能还会分工使用双手，一手持物，一手玩弄。

❥ 将悬吊玩具用线悬挂好之后，宝宝能用手推使玩具摇摆。

❥ 宝宝能用拇指和食指的侧面把小东西捏起来。

❥ 会用手指出身体的部位，如：头、手、脚等。

## 宝宝的语言能力

❥ 会叫"妈妈"、"爸爸"，还可能会说一两个字，但发音不一定清楚。

❥ 能将语言与适当的动作配合在一起，如："不"和摇头、"再见"与挥手等。

❥ 会一直不停地重复某一个字，不管问什么都用这个字来回答。

❥ 宝宝对熟悉的字会很有兴趣地听，对于某些指令能听得懂并能照着做，如"把积木给妈妈"。

## 宝宝的社交行为

❥ 对其他的宝宝较敏感，如果看到父母抱其他宝宝就会哭。

❥ 宝宝偏爱一样或数样玩具，对洋娃娃显露出温柔之情。

❥ 表现出个性特征的某些倾向性。如：有的宝宝不让别人动他的东西。

❥ 有的宝宝看见别人的东西自己也想要。

❥ 有的宝宝很"大方"地把自己的东西送给别人或与别人一起分享。也有的宝宝会伸手把玩具给人，但不松手。

❥ 会做模仿游戏，如：拍手欢迎、挥手再见、拍洋娃娃睡觉等。

## 宝宝的适应能力

🐦 宝宝能将容器中的小物品抓出，如果物品从容器中掉出来，宝宝的视线会跟随物品移动。

🐦 若看到大人将物品藏起来，会去寻找被藏起来的物品，但即使宝宝看到物品被藏在很多地方，也只会在同一个地方寻找。

🐦 模仿的动作更多了，如：用肥皂擦身、喂别人食物等，开始觉察自己也是一个"物体"。

🐦 表现出偏好使用身体的一侧及一只手。

🐦 看见桌面上的小东西，会用一只手的食指去拨弄。

🐦 宝宝会自己伸手帮忙扶着杯子喝水，大人给他穿衣服时也会伸手帮忙。

🐦 惧怕做平日已熟悉的活动，愿意做没有做过的事情，如拉掉帽子时觉得有趣。

## 我家心爱宝宝的指标

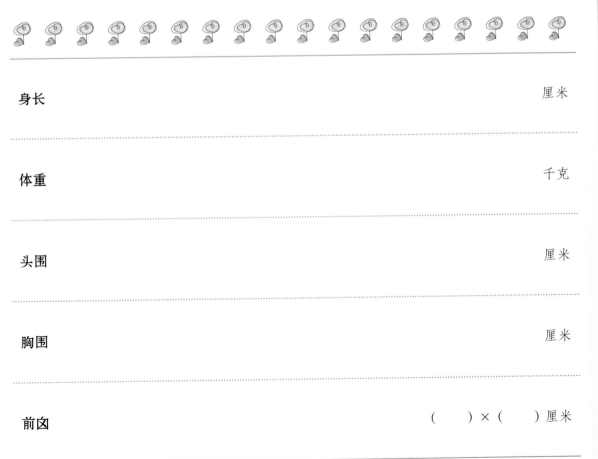

| | |
|---|---|
| **身长** | 厘米 |
| **体重** | 千克 |
| **头围** | 厘米 |
| **胸围** | 厘米 |
| **前囟** | （ ）×（ ）厘米 |

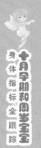

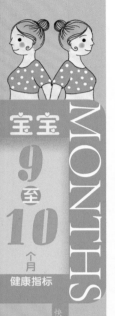

宝宝
**9**至**10**个月
健康指标

MONTHS

身体指标和周岁宝宝
十月孕期

快速成为合格的准妈妈和准爸爸

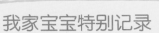 

## 我家宝宝特别记录

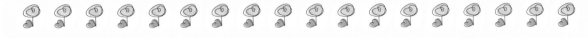

| | |
|---|---|
| 扶着家具站起来 | 天 |
| 会寻找被藏起来的物品 | 天 |
| 有意识地叫"爸爸"、"妈妈" | 天 |
| 能听懂熟悉的人、物名称并会表示 | 天 |
| 其他 | |

## 本月发育注意要点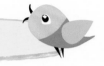

❥ 在本月内，如果宝宝出现下列发育迟迟的特征警示，请尽快带宝宝看儿科医生或向育儿专家咨询。

❥ 仍然不会爬行。

❥ 双手扶物或有保护时不能站立。

❥ 不会同时用双手各自抓住物体。

❥ 听到叫自己的名字没有反应。

❥ 和妈妈捉迷藏没有任何反应。

❥ 咿呀学语时发音单调。

❥ 对于照料他的妈妈没有依恋的感情。

## 玩具推荐

❥ 各种大小的球（可以吞下的除外），通过滚球、踢球等运动进行大肌肉运动，并认识因果关系。

❥ 爬行隧道，练习爬行、攀登能力，锻炼身体各项技能的协调能力，培养探索能力。

❥ 能发出声音的玩具，锻炼宝宝的听觉能力。

❥ 毛绒动物玩具、洋娃娃等。

❥ 推拉玩具，锻炼手臂运动。

❥ 大开本的图画书，培养阅读兴趣。

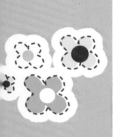

130

## 计划免疫疫苗

🐦 流行性脑脊髓膜炎疫苗：8 ~ 12 个月的宝宝推荐接种。

🐦 风疹疫苗、流行性腮腺炎疫苗：宝宝在 8 ~ 12 个月期间进行初次免疫接种。

🐦 流脑流行的季节一般在 2 ~ 4 月份，所以初次免疫时间宜安排在 11 ~ 12 月份接种。

🐦 预防针记录

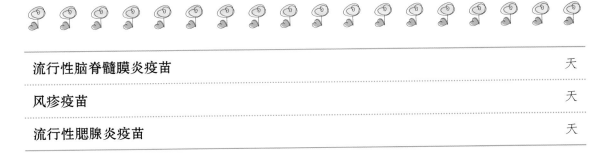

| | |
|---|---|
| 流行性脑脊髓膜炎疫苗 | 天 |
| 风疹疫苗 | 天 |
| 流行性腮腺炎疫苗 | 天 |

## 本月养育要点

🐦 给宝宝多吃富含各种维生素的食物，以利于眼睛保健。

🐦 逐渐进行断奶，固定三餐，用主食代替辅食。

🐦 鼓励宝宝多说话，响应其简单的要求，锻炼语言能力。

🐦 经常帮宝宝揉揉手指，促进血液循环。

🐦 注意宝宝活动居室的安全，防止小绒毛落入宝宝眼中。

🐦 为宝宝选择一双合适的鞋，并帮助宝宝学会独自站立。

🐦 让宝宝养成良好的进食习惯，适当控制肥胖宝宝的饮食。

## 本月禁忌事宜

🐦 婴幼儿不宜乱用抗生素。

🐦 发烧时忌吃鸡蛋。

🐦 不宜给宝宝睡软床，以免影响其脊柱发育。

🐦 不要过分限制宝宝使用左手，最好左右手并用，以促进大脑两个半球充分发展。

🐦 超重时忌乱减肥，控制好总热量，不能减少蛋白质等的摄入。

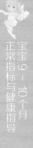

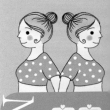

MONTHS

宝宝
**9** 至 **10** 个月

健康指标

快速成为合格的准妈妈和准爸爸

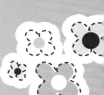

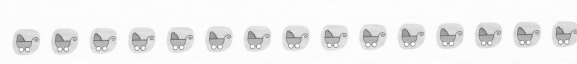

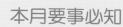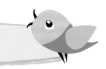

## 本月要事必知

❥ 大部分宝宝已长齐两颗下中切牙，有的开始长两颗上中切牙。

❥ 宝宝的发育变慢了，属正常现象，家长不必担心。

❥ 注意应对宝宝的便秘现象。

❥ 正确对待婴儿急疹：宝宝发高烧总是不退，烧退后会出一身红疹，这是婴儿急疹，属良性病，疹出来就好了。

## 宝宝健康情况记事

宝宝出现的异常和特殊情况：

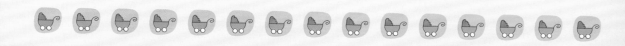

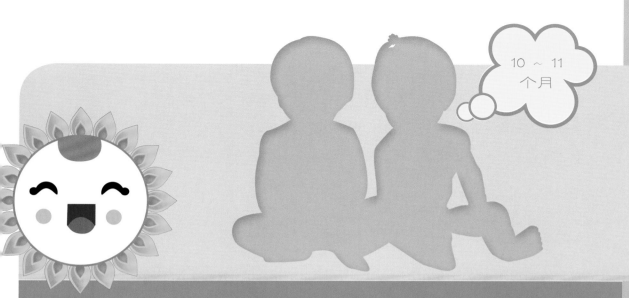

10 ～ 11
个月

# 宝宝 10 ～ 11 个月
# 正常指标与健康指导

## 本月身体特征

| 头围 | 男宝宝 | 43.7 ～ 48.9 厘米，平均为 46.3 厘米 |
|------|--------|-----------------------------------|
| | 女宝宝 | 42.6 ～ 47.8 厘米，平均为 45.2 厘米 |
| 胸围 | 男宝宝 | 42.2 ～ 50.2 厘米，平均为 46.2 厘米 |
| | 女宝宝 | 41.1 ～ 49.1 厘米，平均为 45.1 厘米 |
| 身长 | 男宝宝 | 70.1 ～ 80.5 厘米，平均为 75.3 厘米 |
| | 女宝宝 | 68.6 ～ 79.2 厘米，平均为 74.0 厘米 |
| 体重 | 男宝宝 | 7.7 ～ 11.9 千克，平均为 9.8 千克 |
| | 女宝宝 | 7.2 ～ 11.2 千克，平均为 9.2 千克 |
| 囟门 | | 前囟继续缩小，到 12 ～ 18 个月时闭合 |

## 宝宝的平衡与大运动

🐦 宝宝可以用双手掌撑地、伸直四肢、躯干上升的方式站起来。

🐦 可能弯曲双腿，由蹲姿站立。

🐦 也可能独站，摇摆身体。

🐦 还可能靠着支撑物站立，身体前倾。

🐦 宝宝能独自站立几秒钟，站立时身体可以转 90 度。

🐦 若大人拉着宝宝的双手，宝宝能走几步路。

🐦 宝宝站立时会一手扶家具蹲下去捡地上的玩具，大人拉着时会弯腰去捡地上的东西。

## 宝宝的精细动作

🐦 把摇铃放在宝宝身边，宝宝会伸手去抓摇铃的把手，有些宝宝可能还会拿汤匙至嘴边。

🐦 会连续性地使用双手，如：蹲下时，可以用一只手捡东西，一只手扶着支撑物。

🐦 有些宝宝会自己脱袜子、解鞋带。

🐦 能有意识地将手里的小玩具放到容器中，但动作仍显笨拙。

## 宝宝的语言能力

🐦 长时间地咿呀学语，可能会说些惯用语，含混的一个长句中可能包含有意义的字眼。

🐦 除了"爸爸"、"妈妈"外，还能说两三个字。

🐦 模仿大人说话时，模仿的语调缓急、脸部表情比模仿的语音要准确。

🐦 能说出有意义的单字，如走、拿、水等。

## 宝宝的社交行为

🐦 喜欢和爸爸妈妈依恋在一起玩游戏，看书画，听大人给他讲故事，喜欢玩藏东西的游戏，喜欢认真地摆弄他喜欢的玩具和欣赏家里的东西。

🐦 宝宝对母亲的依赖加深，开始企图以软或硬的方法使母亲改变心意。

🐦 宝宝可能会依母亲的要求达到目标，听从命令，可以控制自己的行为，但不总是听话。

🐦 在游戏中总是寻求赞赏，避免被责备，拒绝强迫性的教导。

🐦 错事时会显露出罪恶感，可能逗父母，试探父母的容忍度。

🐦 喜欢模仿大人的动作及其他宝宝的动作与游戏，如拍洋娃娃睡觉、捉迷藏等。

🐦 当大人给宝宝穿衣服时，他会主动伸出手臂协助大人。

## 宝宝的适应能力

❥ 照镜子时会伸手去摸镜子中的影像。

❥ 将小球放进玻璃制的广口瓶中，宝宝会用手指瓶中的小球，可能还想绕过玻璃瓶抓到小球。

❥ 开始探索容器与物体之间的关系，会摸索玩具上的小洞。

❥ 大人在宝宝面前将玩具放进盒子里，再把盒盖盖上，宝宝能主动地掀开盒盖，拿出玩具。

❥ 喜欢用手指拨弄小物品，如摇铃里的小铁片或小纸片等。

❥ 模仿动作增加，如模仿大人涂鸦、推着小汽车走、按铃等。

❥ 会辨认事物的特质，如"喵"表示猫、看到鸟会用手向上指等。

❥ 会翻书，但不一定一次翻一页，当大人翻开书让宝宝看图片时，他会有情趣地看一会儿。

## 我家心爱宝宝的指标

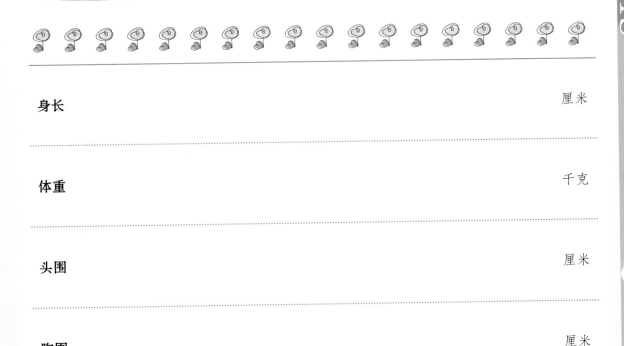

**身长** 厘米

**体重** 千克

**头围** 厘米

**胸围** 厘米

**前囟** （　　）×（　　）厘米

宝宝
**10**
至
**11**
个月

健康指标

快速成为合格的准妈妈和准爸爸

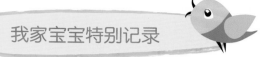
## 我家宝宝特别记录

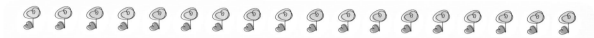

| | |
|---|---|
| 独站片刻 | 天 |
| 站立时身体可以转 90 度 | 天 |
| 双手牵着走 | 天 |
| 蹲下拾物 | 天 |
| 被大人拉着时能弯腰拾物 | 天 |
| 其他 | |

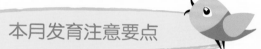
## 本月发育注意要点

❥ 本月内，如果宝宝出现下列发育延迟的特征警示，请尽早带宝宝看儿科医生或向育儿专家咨询。

❥ 行走时不协调。

❥ 会在双手之间传递玩具。

❥ 能指出物体或图画。

❥ 不懂成人的表情。

❥ 睡着后不易被叫醒，又大量流口水。

## 玩具推荐

❥ 套塔、套杯，把套塔、套杯按照大小套上去，旋转套塔、套杯，体会力量与速度的关系，锻炼手眼协调能力，形成大小概念，认识因果关系。

❥ 玩具琴，随意按键，满足手部动作的需要，根据音乐做动作并给宝宝弹曲子，给予他听觉刺激，锻炼手眼协调能力。

❥ 录音磁带、音乐盒或音乐玩具，锻炼听觉能力。

❥ 没有尖锐边缘和由可弯曲塑料制成的小汽车、卡车和其他车辆，锻炼推拉能力，认识物体。

💧 各种动物造型的玩具，认识动物。

💧 大开本的图画书。

## 计划免疫疫苗

💧 风疹疫苗、流行性腮腺炎疫苗：8 ~ 12 个月的宝宝推荐接种。

💧 流行性脑脊髓膜炎疫苗：8 ~ 12 个月时进行初次免疫接种。

💧 由于流脑流行的季节一般在 2 ~ 4 月份，所以初次免疫接种的时间宜安排在 11 ~ 12 月份。

💧 预防针记录

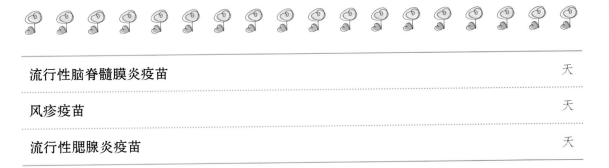

| 流行性脑脊髓膜炎疫苗 | 天 |
| --- | --- |
| 风疹疫苗 | 天 |
| 流行性腮腺炎疫苗 | 天 |

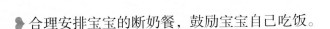

## 本月养育要点

💧 合理安排宝宝的断奶餐，鼓励宝宝自己吃饭。

💧 注意应对一直依恋母乳的宝宝。

💧 谨慎处理宝宝眼内异物。

💧 宝宝的洗漱用具要与家人的分开。

💧 及时给宝宝洗鼻子。

💧 为宝宝提供一个软硬适度的小床。

💧 用具体的物品教宝宝"数"的概念，如苹果等。

💧 继续锻炼宝宝的语言表达能力。

💧 锻炼宝宝爬行、独站、行走能力，用学步车学习走路。

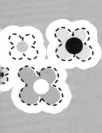

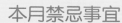

身体指标全跟踪

十月孕期和周岁宝宝

宝宝

MONTHS

10至11个月

健康指标

快速成为合格的准妈妈和准爸爸

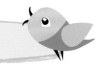

## 本月禁忌事宜

❥ 不宜经常在加餐中给宝宝吃点心。

❥ 避免填鸭式的喂养，不宜常给宝宝吃零食。

❥ 不要让宝宝过度活动，以免危害身体。

## 本月要事必知

❥ 多数宝宝已长齐两颗下中切牙和两颗上中切牙，个别宝宝开始长出 2 颗下外切牙。

❥ 注意预防呼吸道和消化道传染病。

❥ 防止摔伤，以免胳膊脱臼。

❥ 将危险物品从宝宝的活动范围内拿走，以防发生意外。

❥ 宝宝碰撞到头之后若有痉挛现象应立即就医。

## 宝宝健康情况记事

宝宝出现的异常和特殊情况：

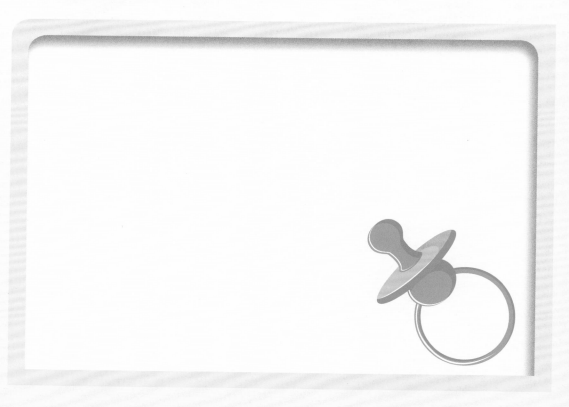

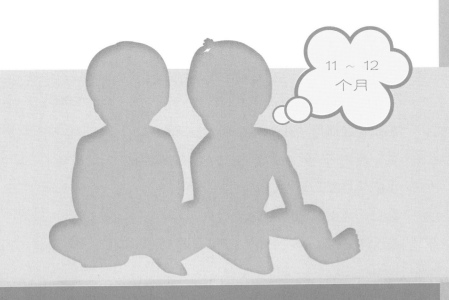

11 ～ 12 个月

# 宝宝 11 ～ 12 个月
# 正常指标与健康指导

## 本月身体特征

| | | |
|---|---|---|
| 头围 | 男宝宝 | 43.9 ～ 49.1 厘米，平均为 46.5 厘米 |
| | 女宝宝 | 43.0 ～ 47.8 厘米，平均为 45.4 厘米 |
| 胸围 | 男宝宝 | 42.5 ～ 50.5 厘米，平均为 46.5 厘米 |
| | 女宝宝 | 41.4 ～ 49.4 厘米，平均为 45.4 厘米 |
| 身长 | 男宝宝 | 71.9 ～ 82.7 厘米，平均为 77.3 厘米 |
| | 女宝宝 | 70.3 ～ 81.5 厘米，平均为 75.9 厘米 |
| 体重 | 男宝宝 | 8.0 ～ 12.2 千克，平均为 10.1 千克 |
| | 女宝宝 | 7.4 ～ 11.6 千克，平均为 9.5 千克 |
| 囟门 | | 前囟继续缩小，到 12 ～ 18 个月时闭合，但有的宝宝已接近闭合 |

## 宝宝的平衡与大运动

❥ 在没有任何依靠时站立，能在短时间内保持平衡。

❥ 大人牵着宝宝的一只手，宝宝就能移动双腿向前走。

❥ 有的宝宝已经会走，但还是比较喜欢爬，有时会一边走一边做别的动作。

❥ 会在澡盆里做出游泳的动作。

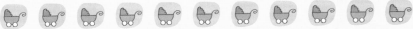

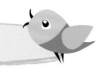

## 宝宝的精细动作

🐦 宝宝的拇指与其他四指已经能很好地配合，能把容器上的盖子拿下来。

🐦 一般会用一只手拿着物品，用另一只手摆弄物品。

🐦 能学着大人的样子拿着笔在纸上涂鸦。

🐦 会用拇指与食指或中指的指端捏小物件，并用食指指东西。

🐦 会学着大人的样子推东西。

🐦 有些宝宝可能会自己脱衣服。

🐦 会把东西放入容器中再取出来，如把小东西放进杯子里并取出来。

🐦 若大人将玩具藏起来，宝宝会主动找被藏起来的玩具，而且会不止找一个地方，如盒子里、枕头底下等都会翻找。

🐦 能较刻意且正式地模仿，能模仿不在面前的人的动作。

🐦 新买回来的玩具，宝宝能自己打开玩具的包装。

🐦 即使眼睛不看，也能正确地拿东西。

🐦 看到别人示范后，会搭 2 ~ 3 块积木。

🐦 当有人问他几岁时，他会用眼注视着你，并竖起食指表示 1 岁了。

## 宝宝的语言能力

🐦 可以控制音调，会发出接近父母使用语言的声音。

🐦 除了"爸爸"、"妈妈"外，还会说 2 ~ 3 个单字，如"不要"、"bye — bye"等。

🐦 还能模仿物品的声音。

🐦 会主动地称呼"爸爸"、"妈妈"。

🐦 知道具体的事物是什么，在哪里。

🐦 如当妈妈问他"洋娃娃在哪里？"时，他会用眼睛看或用手指，来表明他认识这些事物。

## 宝宝的社交行为

🐦 有时会将玩具扔在地上，然后希望大人帮他捡起来，但大人捡起来后他还会再扔，并在反复扔玩具的过程中体会乐趣。

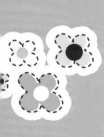
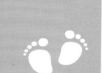

◗ 对陌生的人和地方感到害怕，和母亲分开会有强烈的反应。

◗ 会表现出对人和物品的喜爱。

◗ 反抗的情绪增强，有时会拒绝吃东西，还会在母亲喂食或睡午觉时哭闹不休。

◗ 喜欢模仿大人做一些家务事，如果家长让他帮忙拿一些东西，他会很高兴地尽力拿，同时也希望得到大人的夸奖。

我家心爱宝宝的指标

| 身长 | 厘米 |
| --- | --- |
| 体重 | 千克 |
| 头围 | 厘米 |
| 胸围 | 厘米 |
| 前囟 | （　　　）×（　　　）厘米 |

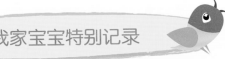
我家宝宝特别记录

| 独自站稳 | 天 |
| --- | --- |
| 牵着一只手向前走 | 天 |
| 竖起食指表示 1 岁 | 天 |
| 其他 | |

身体指标全跟踪

孕月学期和周书全金

宝宝

**11** 至 **12**

个月

健康指标

MONTHS

快速成为合格的准妈妈和准爸爸

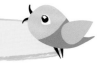

## 本月发育注意要点

🐦 在本月内，如果宝宝出现下列发育迟缓的特征警示，请尽快带宝宝看儿科医生或向育儿专家咨询。

🐦 迟迟未出乳牙。

🐦 爬行时仍不协调。

🐦 不会应用身体语言，如点头或摇头。

🐦 不会通过动作表达自己的需求。

🐦 不能连续发出简单的不同的音。

## 玩具推荐

🐦 形状分类玩具，训练宝宝认识形状。

🐦 丝线串起的珠玩具，让宝宝上下移动珠子，锻炼手眼协调能力。

🐦 玩具电话，锻炼模仿能力。

🐦 纸管、空盒子、清洗干净的空饮料瓶等。

🐦 大开本的图画书和配有图画、情节简单的故事书。

## 计划免疫疫苗

🐦 风疹疫苗、流行性腮腺炎疫苗：宝宝8～12个月期间推荐接种这两种疫苗。

🐦 流行性脑脊髓膜炎疫苗：8～12个月时进行初次免疫接种。

🐦 由于流脑流行的季节一般在2～4月份，所以初次免疫接种的时间宜安排在11～12月份。

🐦 预防针记录

| 风疹疫苗 | | 天 |
| --- | --- | --- |
| 流行性腮腺炎疫苗 | | 天 |
| 流行性脑脊髓膜炎疫苗 | | 天 |

## 本月养育要点

❥ 帮助宝宝学走路。

❥ 宝宝会走后要注意避免受外伤。

❥ 学步时避免发生脱臼。

❥ 学步时避免造成 O 型腿或扁平足。

❥ 防止宝宝吞食小物品。

❥ 断奶后要合理膳食，科学喂养。

❥ 适当给宝宝吃点较硬的食物（如馒头片、饼干等）。

❥ 适当摄取富含维生素 $B_1$ 和锌的食物，以免宝宝厌食。

❥ 锻炼宝宝自己拿着杯子喝水。

❥ 注意宝宝的情绪化。

❥ 在家中的危险处安装防护栏。

❥ 给可能伤害宝宝的物品或抽屉加装安全措施。

## 本月禁忌事宜

❥ 不宜让宝宝睡前多吃东西，以免影响睡眠和牙齿发育。

❥ 不宜多吃甜食。

❥ 1 岁以内的宝宝不宜喂蜂蜜。

## 本月要事必知

❥ 多数宝宝已长齐两颗中切牙，共 4 颗，个别宝宝开始长出 2 颗下外切牙。

❥ 注意宝宝患软骨症和营养不良。

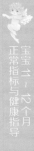
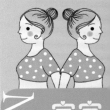

宝宝 11 至 12 个月

正常指标与健康指导

MONTHS

宝宝

11 至 12 个月

健康指标

快速成为合格的准妈妈和准爸爸

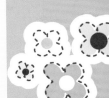

宝宝健康情况记事

宝宝出现的异常和特殊情况：

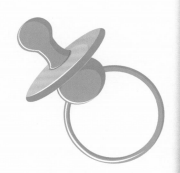

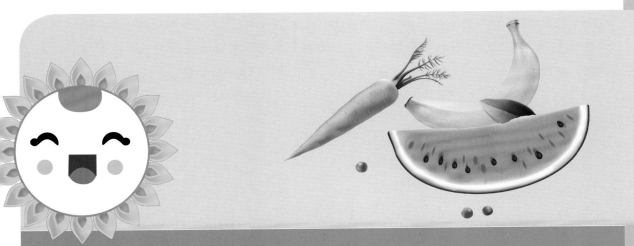

# 怀孕十月
## 每周食谱推荐

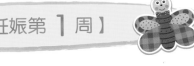

【妊娠第 1 周】

## （一）营养需求

1. 营养丰富全面，保证每天的饮食结构合理，配餐表中要尽量包括主食（米、面或其他杂粮），有色蔬菜（红、黄、绿色）与水果、鱼、肉、禽、蛋、奶及豆制品；食用油；调味品；坚果类食品，等等。这样才能均衡膳食，保证营养。

2. 每天清晨空腹喝一杯新鲜的白开水或矿泉水，可以起到洗涤体内器官的作用，而且对改善器官功能，防止一些疾病的发生都有很大好处。

## （二）推荐食谱

**香菇枣蒸鸡**

做法：把鸡洗净；香菇、红枣洗净泡发；姜切丝；葱切段；然后把鸡块、香菇、红枣、姜丝用盐、淀粉拌匀，腌好。最后把鸡块放入蒸屉中，淋香油，蒸熟，撒葱段即可。

功效：温中益气、补精填髓、益五脏，补虚损，对于肾精不足所致的小便频繁、耳聋、精少精冷等症也有辅助疗效。

**清炒芦笋虾仁**

做法：虾仁挑去泥肠洗净，拌入蛋清、盐、淀粉。过油捞出。芦笋洗净，用开水氽烫后冲凉，切小段。用2大匙油炒香蒜、芦笋，接着放入虾仁和料酒、盐、白糖、白胡椒，勾芡、炒匀即可。

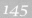

功效：芦笋中含有丰富的叶酸，大约五根芦笋就能满足人体每日叶酸需求量的1/4。所以多吃芦笋能够补充叶酸，是孕妇补充叶酸的重要来源。虾仁含高蛋白，具有补肾、壮阳、滋阴、健胃等功能，对提高运动耐力也很有价值。

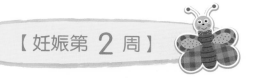

【妊娠第 2 周】

## （一）营养需求

1. 为保证宝宝神经系统的正常发育，要多吃富含叶酸的食品，如樱桃、桃、李、杏等新鲜水果中都含有丰富的叶酸，不妨根据自己的喜好酌情选用，也可遵医嘱补充叶酸片剂。

2. 饮食上要保证热能的充足供给，最好每天在正常成人需要的2200千卡的基础上，再加上400千卡，为怀孕积蓄一部分能量。

## （二）推荐食谱

### 🌸 乌鸡补肾汤

做法：把乌鸡洗净；将金樱子、枸杞子、钩藤、鸡血藤、毛狗脊各15克药材（药店有售）冲洗干净，用布包好，放在鸡腹里，锅中加清水、葱、姜、料酒等与鸡一起用旺火煮沸，转为小火炖至肉烂熟，加入盐等调味料即可。

功效：有滋阴补肾、益气养血的功效，对因性生活频繁造成的经血亏损有较好的补益作用。

### 🌸 韭菜虾仁炒鸡蛋

做法：虾仁洗净，韭菜洗净切段，鸡蛋打碎加入淀粉、香油调成蛋糊，把虾仁倒入拌匀。起锅热油、下虾仁翻炒，蛋糊凝住虾仁后放韭菜，待韭菜炒熟，放盐、香油起锅即可。

功效：韭菜有调中、下气、止痛、壮阳的功效，可用于治疗痛经、阳痿早泄、腰膝酸软、尿频、遗尿等症。这道菜能补肾阳、固肾气、通乳汁。

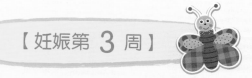

【妊娠第 3 周】

## （一）营养需求

1. 营养学家从临床个案研究发现，如果母亲怀孕时的饮食习惯不好，宝宝出生后易经常表现出没有胃口、不喜欢吃东西、常吐奶、消化吸收不良、偏食等现象。如果准妈妈希望日

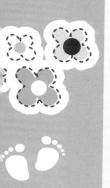

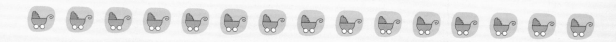

后宝宝能有良好的饮食习惯，一定要注意自己先养成良好的饮食习惯。

2.补充叶酸，同时加强多种微量元素的摄取，因为微量元素锌、铜等也参与了中枢神经系统的发育。可以适当吃一些香蕉、动物内脏，还有瓜子、花生、松子等坚果类食品，这些食品中富含锌元素。

## （二）推荐食谱

### ✿ 什锦豆腐煲

做法：将火腿、鲜虾或银鱼等与豆腐同炖，快熟时加入青菜（可选白菜、油菜或生菜），然后加入香油、盐等。

功效：营养丰富，有利于胎儿大脑发育。

### ✿ 素什锦

做法：将西兰花、芹菜、黄瓜、胡萝卜等洗净，切成寸长小段、菜花、芹菜用开水焯一下，胡萝卜过油，油面筋切成寸段，再将木耳、香菇等泡发，撕成小块。锅内加油、葱、姜炝锅，加入高汤（清水加鸡精也可），下入木耳、香菇、油面筋、胡萝卜，小火微炖收汤后加入蔬菜，勾芡，加盐、香油即可。

功效：清爽可口，含维生素、矿物质，是孕早期补充营养的不错选择。

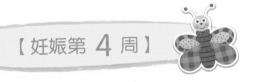

# 【妊娠第 4 周】

## （一）营养需求

1.这一周要保证充足的热能和优质蛋白质的供给，还要摄入充足的无机盐、微量元素和适量的维生素，如钙、铁、铜、碘及维生素 A 和维生素 D 等。

2.血虚、贫血的准妈妈，可适当吃些红枣，枸杞，红小豆，动物血、肝脏等。

易疲劳、感冒的准妈妈，可适当吃些黄芪、人参、西洋参等；脾胃较虚弱的准妈妈，可适当吃些山药、莲子、白扁豆。

## （二）推荐食谱

### ✿ 猪血豆腐煲

做法：大枣稍微用刀背拍裂后浸泡于清水中，去核；猪血洗净，切方块；豆腐切方块。锅内放入适量水，加入大枣，先用大伙煮开，再转小火熬15分钟，然后再转大火，煮沸后加

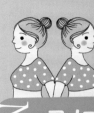
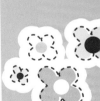

入猪血和豆腐。待再度煮沸时加盐、葱花、胡椒粉、香油等调料。

功效：猪血中含有人类不可缺少的钙、铁、钾、锌、铜等微量元素，具有很好的造血功能，豆腐富含大豆蛋白和卵磷脂，准妈妈常吃，既防治缺铁性贫血，又增补营养。

❀ 南瓜牛肉汤

做法：牛肉切薄片，加入酱油、白糖、生粉拌匀，腌入味；南瓜去皮、核，切小块。砂锅内加入适量清水和姜片，待水开之后放入南瓜，煲至南瓜熟，再放入牛肉，滚熟，以酱油、盐、白糖、生粉调味即可。

功效：牛肉味甘性温，其铁、锌和蛋白质含量都非常高。南瓜营养价值很高，可以缓解孕妈妈气虚、营养不良、腰膝酸软等症状。

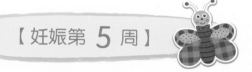

## 【妊娠第 5 周】

### （一）营养需求

1. 一日三餐做到定时定量。特殊时期（有早孕反应和孕中后期）可以一天5~6餐，甚至可以想吃就吃。一定要吃早餐，而且要保证质量。但是喜欢吃油条的一定要改掉，因为炸油条使用的明矾中含铝，铝可通过胎盘侵入胎儿大脑，影响胎儿智力发育。

2. 早孕反应可能降临。早孕反应在不同的人身上有不同的表现，开始和持续的时间也不尽相同。准妈妈一定要坚信自己能克服这些不适，并说服自己尽量吃些东西。

### （二）推荐食谱

❀ 苦瓜炖排骨

做法：排骨切好后汆烫去血，另加清水、料酒1大匙放入炖盅，先炖20分钟。然后把苦瓜洗净剖开、去籽、切块，放入排骨中再炖20分钟，最后加盐调味，盛出。

功效：苦瓜能养血滋肝，益脾补肾，祛暑解热，明目清心。有益气壮阳，提高人体免疫力的功效。

❀ 椰汁枸杞拌山药

做法：山药切条，放入冰水中冰镇。枸杞用水泡发。最后将山药和枸杞拌在一起，浇上椰汁即可。

功效：山药含多种营养素，有强健肌体、滋肾益精的作用。枸杞有促进内分泌的作用。

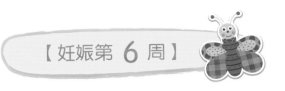

## 【妊娠第 6 周】

### （一）营养需求

1. 选择的食物要易消化、易吸收，同时能减轻呕吐，如烤面包、饼干、大米或小米稀饭及营养煲粥。干食品能减轻恶心、呕吐的症状，稀饭能补充因恶心、呕吐失去的水分。

2. 多吃核桃、海鱼、黑木耳有助于胎儿神经系统的发育。

3. 为了克服晨吐症状，早晨可以在床边准备一杯水、一片面包，或一小块水果、几粒花生，它们会帮你抑制强烈的恶心。

### （二）推荐食谱

❀ 蒜苗甜椒炒牛肉

做法：牛里脊洗净切丝，加入盐、蛋清、料酒、淀粉拌匀；甜椒、姜切丝；油锅烧热，甜椒炒至断生，盛出备用。另起油锅，将牛肉丝炒散，放甜面酱、甜椒、姜丝，烹入芡汁（用酱油、味精、鲜汤、淀粉调成），最后加入蒜苗段，翻炒均匀即成。

功效：这道菜含有人体所需的多种氨基酸、丰富的蛋白质、维生素B、维生素C和钙、铁等，有补脾和胃、益气增血、强健筋骨等功效。

❀ 虾仁豆腐

做法：虾仁洗净，用料酒、葱花、姜末、酱油及淀粉腌制；豆腐切丁；先用旺火炒大虾，再将豆腐放入，翻炒即成。

功效：这道菜含丰富蛋白质、钙、磷等，能促进孕早期胎儿发育。

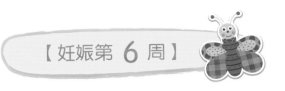

## 【妊娠第 7 周】

### （一）营养需求

1. 保证摄取足量叶酸、维生素 C 和维生素 A，维生素 A 还可以促进钙、铁、磷等微量元素的吸收。这些都有利于胎儿神经系统的发育。

2. 在饮食上，应选择清淡可口和易消化的食品。能吃多少吃多少，不必太介意营养够不够的问题。

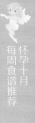
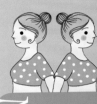

怀孕十月 每周食谱推荐

孕妇

MONTHS

10

个月

每周食谱推荐

快速成为合格的准妈妈和准爸爸

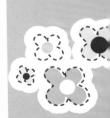

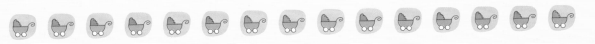

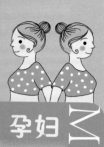
## （二）推荐食谱

❀ 鲜奶玉米笋

做法：玉米笋放在开水中烫一下备用。锅内放水、鲜牛奶、白糖、盐、鸡精烧开，放入玉米笋、用小火煮入味，汤快干时，用淀粉勾芡，再淋入奶油即可。

功效：玉米笋含维生素C，还有丰富的蛋白质和脂肪，以及大量谷氨酸，有营养、强身、健脑、通便的功效，有利于胎儿神经系统的发育，还可预防孕妇防治便秘。

❀ 豆苗烧银耳

做法：将银耳用温水充分泡发，去根洗净，用沸水烫一下，捞出；豆苗取其叶，洗净，焯水。锅内放入适量清水、盐、鸡精、料酒和银耳烧2~3分钟，用水淀粉勾芡，淋上鸡油，翻炒后撒上豆苗即可。

功效：银耳含有17种氨基酸和多种维生素及糖苷，具有补肾、润肺、生津、提神、益气、健脑等功效，有利于胎儿中枢神经系统发育，提高母体免疫功能。

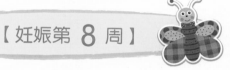

## 【妊娠第 8 周】

## （一）营养需求

1. 本周的妊娠反应更加剧烈，呕吐剧烈的准妈妈可以尝试用水果入菜，如利用柠檬、脐橙、菠萝等材料烹煮食物来增加食欲，也可使用少量醋来增添菜色美味。还可以试一试酸梅汤、橙汁等。

2. 因妊娠反应，许多准妈妈会很倦怠，懒得活动，再加上吃得比较精细，容易便秘。一旦发生便秘，不要使用泻药，要采取饮食调理的方法，或外用甘油润肠等。

## （二）推荐食谱

❀ 三丁糖醋烧黄鱼

做法：黄鱼用适量盐、料酒、葱、姜腌制30分钟，胡萝卜、鲜笋切丁。油锅烧热，放入黄鱼煎至两面金黄，放入青豆、胡萝卜丁，鲜笋丁，加糖、醋、料酒、老抽烧制而成。

功效：黄鱼含丰富的不饱和脂肪酸，有助于胎儿神经系统发育。

❀ 香椿焖豆腐

做法：香椿芽洗净焯水切成细末。豆腐切丁，也用开水烫一下，再用调羹碾碎，然后加入香椿芽末、盐、香油拌匀即可。

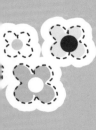

功效：这道菜软嫩可口，气味芳香，非常适合孕早期呕吐的准妈妈食用，还可以补充多种维生素和矿物质。

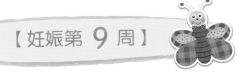

【妊娠第 9 周】

## （一）营养需求

从这周开始调整自己的食盐量，控制在每日5~6克为宜。因为盐中含有大量的钠，在孕期，如果体内的钠含量过高，血液中的钠和水会由于渗透压的改变，深入到组织间隙中形成水肿。所以，多吃盐会加重水肿并使血压升高，甚至引起心力衰竭。但长期低盐也会有不良反应，应适度控制。

## （二）推荐食谱

❀ 鸡肉鲜汤小白菜

做法：小白菜洗净，切成10厘米的段，焯水，过凉水。油锅烧热，下葱花炝锅、烹料酒，加入鸡汤和盐，放入鸡肉和小白菜，旺火烧开后加入鸡精、牛奶，勾芡，装盘即可。

功效：这道菜含丰富的蛋白质、钙、磷、铁、胡萝卜素、烟酸和维生素。

❀ 韭菜炒虾仁

做法：虾肉洗净。韭菜洗净，切成2厘米长的段。葱、姜、蒜洗净切好。炒锅放花生油烧热，下葱、姜、蒜炝锅，下入虾仁炒2~3分钟，烹料酒、盐、高汤，放入韭菜，急火炒4~5分钟，淋入香油，加鸡精，装盘即可。

功效：这道菜能满足孕妇对维生素和矿物质的需求。

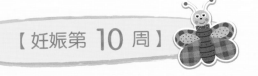

【妊娠第 10 周】

## （一）营养需求

1.早孕反应严重的准妈妈，现在尤其要注意加强钙和维生素D的补充，每天钙的补充量应在800毫克左右。多喝牛奶，因为它富含钙质，可以使尿液中的钠排泄增多，降低血容量以消除水肿，还可以防治妊娠高血压，并有益于胎儿骨骼的发育。

2.多喝水，这可以"洗涤"身体，并能软化大便和促进消化道内食物蠕动，对妊娠有益。

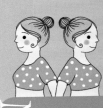
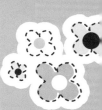

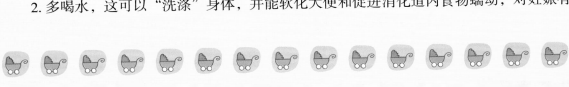

开水、水果和蔬菜汁，可以适量饮用。

## （二）推荐食谱

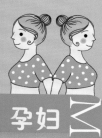

### ❋ 什锦水果浇汁饭

做法：将番茄沙司、苹果丁、菠萝丁、葡萄干、青梅丁、碎核桃仁放入锅内，加入清水、白糖烧开，用玉米淀粉勾芡，制成什锦沙司，浇在米饭上即可。

功效：含有丰富的蛋白质、碳水化合物、维生素和多种矿物质，能满足胎儿生长对各种营养素的需求。

### ❋ 丝瓜洋葱炒鸡杂

做法：将鸡胗、鸡肝分别洗净，切成薄片，加盐、糖、淀粉和料酒，拌匀。丝瓜去皮洗净，切片；洋葱去皮洗净，切条。锅置火上，放油烧至五六成熟，放入鸡胗、鸡肝，炒1～2分钟，捞出控油。另起油锅，放少许油，烧至七成熟，下丝瓜和洋葱，炒至半熟，放入鸡杂，加盐、糖、汤，调好口味，等汤汁煮沸后再炒片刻，撒上葱花即可。

功效：此菜由多种原料制成，营养丰富。鸡肝有补肝益肾的功效，鸡胗有健脾和胃的作用。

## 【妊娠第 11 周】

## （一）营养需求

1. 饮料要少喝或者不喝，特别是糖或糖精、食品添加剂制作的饮料，对准妈妈有害无益。准妈妈可以自己榨制果汁，现榨现喝，不要煮沸。

2. 可多吃嫩玉米。嫩玉米含维生素 E，可用来防治习惯性流产、胎儿发育不良等。嫩玉米中还含有丰富的维生素 $B_6$，也可以有效缓解妊娠期的不适症状。

## （二）推荐食谱

### ❋ 青椒香肠炒鸡蛋

做法：烤香肠切丁；鸡蛋磕入碗中，拌入少许盐和水淀粉；青椒切丁。油锅烧热，先将鸡蛋炒至凝固，盛出，再加油炒香肠和青椒，加盐和胡椒略炒，加入鸡蛋，炒匀即可。

功效：鸡蛋含蛋白质、脂肪、卵黄素、卵磷脂、维生素和铁等矿物质。对发育中的胎儿的神经系统和身体发育有很大好处。

### ❋ 芹菜炒猪肝

做法：猪肝切片焯水，放入料酒、淀粉、糖略腌；芹菜切段，焯水备用。起锅热油，以

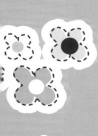

旺火炒猪肝，加入芹菜快炒，用盐、胡椒粉、生姜汁调味，炒匀即可。

功效：猪肝富含蛋白质、铁和维生素A，具有养血补虚之效，对预防准妈妈贫血有很好的功效。

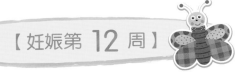

## 【妊娠第 12 周】

### （一）营养需求

在保证营养饮食的条件下，尽量避免增加不必要的体重。整个孕期的体重增长应控制在10～12千克。尤其是那些怀孕前体重就超标的准妈妈，在孕期更要注意，避免营养过剩造成胎儿过大，给分娩带来困难。此外，孕期肥胖还可能导致妊娠高血压、妊娠糖尿病等危害准妈妈和胎宝宝的健康的并发症。所以，准妈妈一定要在保证营养的前提下，避免营养过度。

### （二）推荐食谱

❀ 黄豆炖猪蹄

做法：猪蹄洗净剁块，焯水，捞出备用。黄豆在水中浸泡半个小时，捞起备用。在高压锅内放黄豆、猪蹄、姜同煮，20分钟后，放入葱花、醋、盐调味即可。

功效：猪蹄中含有碳水化合物、胶原蛋白、脂肪、维生素A、维生素C及钙、磷、铁等营养物质，对胎宝宝和准妈妈都有非常好的作用。

❀ 西洋菜排骨汤

做法：猪排骨切好洗净，氽去血水备用；西洋菜先摘下嫩叶，嫩叶洗净备用，将梗洗净。锅内加水、排骨，煮开后加料酒，改小火煮烂，再放入西洋菜梗。待排骨煮烂时，拣除菜梗，加盐调味，放入西洋菜嫩叶煮软即可。

功效：猪排骨含有蛋白质、脂肪、维生素、磷酸钙、骨胶原、骨黏蛋白等，有助于补充钙质，促进胎宝宝的骨骼发育。

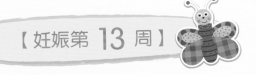

## 【妊娠第 13 周】

### （一）营养需求

1. 准妈妈到了这周会变得胃口大开，胎宝宝的需求也加大了。准妈妈可以放心地吃各种平时喜欢但因为担心发胖而不敢吃的东西了。

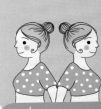

2. 再好吃、再有营养的食物都不要一次吃得太多，或一连几天大量食用同一种食物。

## （二）推荐食谱

### ✽ 清蒸大虾

做法：大虾处理干净，切段；葱洗净切条；姜洗净，一半切片，一半切末。将大虾放在盘内，加入料酒、味精、葱条、姜片、花椒和汤，上笼蒸 10 分钟，拣去葱条、姜片和花椒，装盘。用醋、酱油、姜末和香油兑成汁，供蘸食。

功效：大虾富含优质蛋白、维生素 A、维生素 $B_1$、维生素 $B_2$、烟酸及多种矿物质，能补肾健胃。

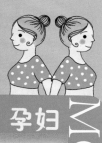

### ✽ 素火腿

做法：将油豆腐皮先用冷水浸一下，取出待用；将盐、酱油、白糖、鸡精及鲜浓高汤汁、虾子、香油等调匀。将上述汤汁均匀涂在油豆皮上，将豆皮卷紧，外面再用麻线绳捆紧，蒸 1 小时，取出切片即可。

功效：含钙、铁丰富，还含有蛋白质、脂肪、维生素 $B_2$、烟酸和磷等，可增加钙质的摄入。

【妊娠第 14 周】

## （一）营养需求

1. 如果有轻微的胃酸反应，可以少吃一些薯类、豆类及糖，以免胃酸过多。粥有中和胃酸的作用，早晨吃粥可以养胃。

2. 注意少吃高糖食物，这些食物会令你体重超标，从而诱发妊娠糖尿病。

## （二）推荐食谱

### ✽ 什锦沙拉

做法：将胡萝卜洗净切粒，用少许油炒熟，有利于维生素 A 的吸收。将土豆洗净去皮切丁，煮 10 分钟后捞出压成泥。黄瓜、火腿切粒。鸡蛋煮熟，蛋白切粒，蛋黄压碎备用。土豆泥拌入胡萝卜粒、黄瓜粒、火腿粒及蛋白粒，加入胡椒粉、糖、沙拉酱拌匀，撒上碎蛋黄即可。

功效：这道菜含有丰富的维生素、矿物质和蛋白质，且味道清淡，易消化，适合准妈妈食用。

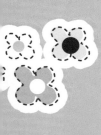

### ✽ 鸭块白菜

做法：将鸭肉洗净切块，加水煮沸去血沫，加入料酒、姜片及花椒，用文火炖酥。将白菜洗净，切段，待鸭块煮至八分烂时，将白菜放入，一起煮烂，加盐和鸡精即可。

功效：鸭肉含蛋白质、脂肪、维生素 $B_1$、维生素 $B_2$ 及钾、钠、氯、铁、钙等成分。鸭肉有滋阴养胃、利水消肿等功效。

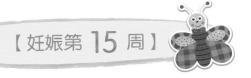

## 【妊娠第 15 周】

### （一）营养需求

1. 多吃一些芹菜、萝卜等含粗纤维的蔬菜或水果，对清洁口腔有利，而且充分地咀嚼可以起到锻炼牙齿、按摩牙龈的作用。

2. 含咖啡因的饮料和食物会影响胎儿大脑、心脏、肝脏等器官的发育；辛辣食物会引起便秘；一些含有添加剂和防腐剂的食物可能导致畸胎和流产，要注意少吃。

### （二）推荐食谱

#### ✿ 猪肉火腿香菇

做法：选择菌伞较大的香菇，用温水泡好，去蒂洗净，摊开压平。猪肉、火腿切成碎末，鸡蛋打开，与淀粉、15 克酱油、2 克盐一起拌匀，做成肉馅待用。将香菇摊开，把调好的肉馅摊在香菇片上，另用一片香菇盖起来，制成香菇盒。然后放在盘子上，蒸 15 分钟。另起锅热油，将少许酱油、盐、鸡汤调成汁，勾芡，烧开，浇在香菇合上即成。

功效：火腿、猪肉可滋养肝血，香菇还有益气补虚、健脾和胃的功效。

#### ✿ 香菇油菜

做法：油菜洗净，切成 3 厘米段，梗叶分开；香菇用温水泡开去蒂。锅置火上，放油烧热，先放油菜梗，至六七成熟，加盐，再加入油菜叶。放入香菇和浸泡香菇的汤，烧至菜梗软烂，加入鸡精调匀即成。

功效：含钙、铁丰富，同时还含蛋白质、脂肪、维生素 $B_1$、维生素 $B_2$、维生素 C 及磷等营养素，孕期常食能补钙。

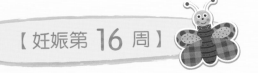

## 【妊娠第 16 周】

### （一）营养需求

1. 现在是宝宝长牙根的时期，准妈妈要多吃含钙的食物，让宝宝长上坚固的牙根。

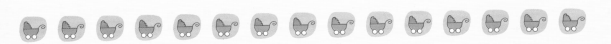

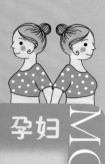

2. 白砂糖有消耗钙的副作用，且易使人发胖。准妈妈可以用红糖来代替白糖。红糖中钙的含量比同量的糖多两倍，铁质比白糖多一倍，还有人体所需的多种营养物质，有益气补中、化食、健脾暖胃的作用。

### （二）推荐食谱

**酸菜炒牛肉**

做法：买牛肉馅，用花生油、酱油和淀粉拌好备用。酸菜洗净，挤掉水分，剁碎。锅内放花生油烧热，炒熟牛肉馅，装起备用。再炒酸菜，加入糖和盐，放入牛肉翻炒片刻即成。

功效：营养丰富，能获得全面的营养素，有利于胎儿神经系统、骨骼等各器官的发育，增强准妈妈体质。

**香干拌青芹**

做法：绿豆芽掐去两头，芹菜洗净，切成 3 厘米，分别焯水，不能太软烂，用凉开水泡凉，沥水备用。香干洗净，切成细丝，放入芹菜、豆芽中，加入香油、醋、盐、蒜泥，拌匀即成。

功效：含丰富的铁、钙、磷、维生素 C、蛋白质等多种营养素，可预防高血压、血管硬化、贫血、神经衰弱等。

## 【妊娠第 17 周】

### （一）营养需求

1. 可以把早餐当作正餐来吃，重视三餐的质量和营养均衡，既可以加强营养和能量供给，又不至于使胎儿长得过快。

2. 准妈妈的胃肠功能下降，胃酸分泌减少，胃肠蠕动减弱，所以一定要注意避免冷热食物的刺激。并尽量减少外出就餐次数，以免碗筷不卫生。

### （二）推荐食谱

**拔丝瘦肉**

做法：把瘦肉切成 0.5 厘米宽、3 厘米长的条，放少许蛋清、淀粉、面粉拌匀。锅内放花生油，烧热，将肉条炸到金黄色捞出。另起锅放入香油烧热，加入白糖，用微火熬到起泡，可以拉丝时，将炸好的肉条放入，迅速搅拌均匀，盛盘，待稍凉、外皮光亮酥脆即成。

功效：富含蛋白质、脂肪、维生素 $B_2$、维生素 $B_1$ 和钙、磷、铁等多种营养素。

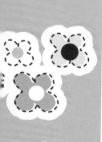

❀ 鸡汤煲松仁海带丝

做法：松子仁用清水洗净；海带洗净，切成细丝。锅置火上，放入鸡汤、松子仁、海带丝用文火煨熟，加盐即成。

功效：松子仁健脾滋阴，海带散结软坚、通便、含碘丰富。孕期食用可壮体，有利于安胎。

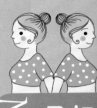

【妊娠第 18 周】

## （一）营养需求

1. 考虑到宝宝骨骼发育和即将开始的视网膜发育，准妈妈应注意补充维生素 A、钙和磷。

2. 由于食欲增加，准妈妈的进食会逐渐增多，有时会出现胃中胀满。此时可服用 1 ~ 2 片酵母片，以增强消化功能。也可每天分 4 ~ 5 次吃饭，既可补充营养，又可改善因吃得太多而胃胀的感觉。

## （二）推荐食谱

❀ 鱼头木耳汤

做法：将鱼头 1 个（约 350 克）洗净，放入盆内，抹适量盐。冬瓜切片，油菜切薄片，水发木耳择洗干净。砂锅置火上，倒油 50 克烧热，把鱼头沿锅边放入，煎至两面金黄，烹入料酒，加盖略焖，加盐、葱段、姜片、清水，用旺火烧沸，盖上锅盖，用小火焖 20 分钟，待鱼眼突起，汤汁呈乳白色而浓稠时，放入冬瓜、木耳、油菜，加鸡精、胡椒粉，烧沸后即可。

功效：有益于胎儿脑和神经系统的生长发育。

❀ 核桃芝麻糯米粥

做法：糯米洗净泡水 1 小时备用；核桃放入塑料袋中，敲成碎末状备用。锅内放核桃末、芝麻粉、糯米和适量水，一起煮开，改小火煮至粥稠，加糖调味即可。

功效：核桃和芝麻都有健脑益智的功效，有利于胎儿大脑发育。

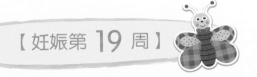

【妊娠第 19 周】

## （一）营养需求

1. 脂质是脑神经系统的重要成分。准妈妈应适度摄入脂肪，吃一些鱼肉及核桃、腰果等

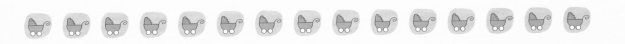

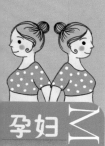

干果，有利于胎儿大脑的发育。

2. 可以把午餐和晚餐的重点安排成补脑和补充维生素 A；早餐和加餐重点安排成补钙，多吃一些干果和奶制品。

## （二）推荐食谱

### ❀ 虾片粥

做法：将大米洗净，加盐拌匀备用；将大虾洗净，切成薄片，加淀粉、花生油、料酒、白糖和少许盐，拌匀上浆。将米熬粥，熬至米粒开花、汤汁黏稠时，放入浆好的虾肉片，用旺火烧滚即可，食用时，盛出撒葱花、胡椒面即可。

功效：大虾含钙丰富，具有补肾益气、健身壮体的作用。

### ❀ 黄豆海带焖鸡翅

做法：黄豆、海带加葱姜等调料煮熟，鸡翅用花椒水、姜汁、盐、葱等腌制入味。炒锅加油烧至八成熟，下入鸡翅，炒至变色，加入其他原料及适量汤，转小火，焖至汁浓即可。

功效：黄豆、海带能大大增加以各种肉类为主料的菜肴的含钙量，补充钙质。

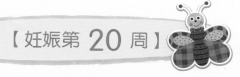

【妊娠第 20 周】

## （一）营养需求

1. 准妈妈在孕期常会改变自己对食物的喜好，所以，有偏食习惯的准妈妈可以利用这个机会纠正自己的饮食习惯。

2. 准妈妈日渐增大的子宫很容易压迫血管及神经，使腿部血液循环不良，并出现痉挛的现象。所以，准妈妈在饮食方面要保持营养均衡，多摄取含钙、镁、钾的食物，如牛奶、豆腐、蔬菜等。

## （二）推荐食谱

### ❀ 虾皮烧冬瓜

做法：冬瓜去皮，切块；虾皮浸泡洗净待用。旺火热油，冬瓜快炒，下入虾皮和盐、鸡精，并加入少量水，烧透入味即可。

功效：冬瓜含大量水分和维生素C，虾皮含丰富的钙、碘等成分，可提高免疫力，有利于胎儿骨骼生长。

### ❀ 菠菜鱼片汤

做法：将鱼肉切成0.5厘米厚的薄片，加盐、料酒腌30分钟；菠菜洗净，切成2.5厘米的段，

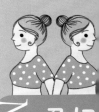

余水；火腿切末；葱切段；姜切片。锅置火上，放油烧至五成熟，下葱姜爆香，放鱼片略煎，加水煮沸，用小火焖 20 分钟，放入菠菜段，火腿，调味盛出即可。

功效：含丰富的蛋白质、脂肪、钙、磷、铁、维生素 $B_1$、维生素 $B_2$、维生素 E、维生素 C 等多种营养，补充人体所需营养素。

## 【妊娠第 21 周】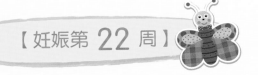

### （一）营养需求

1. 准妈妈在这个时候会发现自己异常能吃，很多以前不喜欢的食品现在反倒成了最喜欢的东西，所以，可以好好利用这段时间，加强营养，增强体质，为将来分娩和产后哺乳做准备。

2. 该时期，胎儿会大量吸收孕妇体内所含铁质，为防治缺铁性贫血的发生，准妈妈应多吃富含铁的食物，如瘦肉、鸡蛋、含铁较多的蔬菜及谷类食品。有贫血症状的准妈妈，可在医生的指导下补充铁。

3. 如果逢冬季，还要预防感冒，多喝水。

### （二）推荐食谱

❀ 枸杞猪肝汤

做法：猪肝洗净切块，稍微煸炒一下备用；枸杞洗净。锅置火上，放入适量高汤，然后放入猪肝、枸杞、盐，煮至猪肝熟透，加味精调味即可。

功效：滋补肝肾，预防贫血。

❀ 归参炖母鸡

做法：当归 15 克，党参 15 克，母鸡 1 只。母鸡如常法处理，将当归、党参放入鸡腹内，用牙签固定，放入砂锅中，加葱、姜、料酒、盐、清水，炖烂即可。

功效：补血壮体，适用于肝脾血虚的慢性肝炎和贫血。

## 【妊娠第 22 周】

### （一）营养需求

1. 很多准妈妈该时期会出现牙龈出血的现象，这是因为孕激素使牙龈变得肿胀。蔬菜和水果中含的维生素可帮助牙龈恢复健康，防治牙龈流血，排除口腔中过多的黏膜分泌物及废

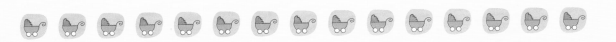

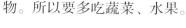

物。所以要多吃蔬菜、水果。

2. 用餐后喝一些柠檬水或漱口，可令口腔保持湿润，减少因鼻塞、口干或食物残余引起的厌氧细菌造成的口臭。

3. 不要摄入过多简单的糖类食品，注意能量平衡，否则易引发妊娠糖尿病。

## （二）推荐食谱

### ✿ 红枣莲藕章鱼汤

做法：莲藕洗净切片；红豆 2 把洗净；红枣 10 粒去核洗净；章鱼切丝。猪肚用碱洗净，煮 5 分钟，取出过冷水洗净，切丝。把适量水煮开，放入莲藕、红豆、章鱼、猪肚猛火煲滚，再慢煲 3 小时，下盐调味。

功效：补血健身。

### ✿ 香菇蹄筋

做法：蹄筋洗净切条，先用葱姜酒煮开，去腥后捞出；香菇切片。用 2 大匙油爆香葱段和姜片，焦黄时捞出，放入香菇略炒，再加入蹄筋和蚝油 2 大匙、半匙糖、胡椒粉、盐。加高汤 2 杯烧开，改小火入味，熟时勾芡即可

功效：开胃提神。

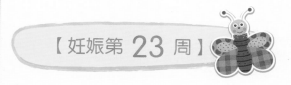

【妊娠第 23 周】

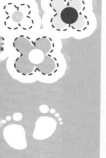

## （一）营养需求

1. 妊娠第 23 周的时候，准妈妈会特别偏好某些食品，看到平时爱吃的冰激凌、麻辣豆腐或者可乐时，你是不是非常眼馋？没关系，这个时候偶尔可以稍微放松一下对自己的要求，但一定要有节制，尽量用其他的健康食品来代替这些可能给你和宝宝带来损害的食物。此外，为了宝宝将来能长一口好牙，准妈妈要多补充钙质。

2. 继续保持以前良好的饮食方式和饮食习惯，中餐和晚餐要多选豆类或豆制品，一般来讲摄取 100 克左右豆制品就可摄取到 100 毫克的钙。同时，多食用乳酪、海米、芝麻或芝麻酱、西兰花及羽衣甘蓝，保证钙的摄取量至少达到每天 1000 毫克。

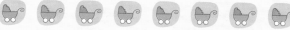
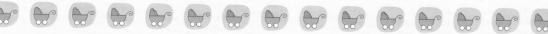

## （二）推荐食谱

❀ 蔬果沙拉

　　做法：番茄烫过，去皮，切块；香蕉去皮，切丁，与番茄混合调以沙拉酱即可。

　　功效：最大限度地保留了原料中的番茄红素和维生素C，有祛斑美容的作用。

❀ 蟹肉蒸饭

　　做法：将500克糯米用水浸泡10小时，然后蒸熟。将炒锅内放入50克油，烧热后将香菇丁、香肠丁、青豆、笋丁及胡萝卜丁一起炒熟。再与蒸熟的糯米一起拌匀，盛入盘中。将一只肉蟹洗净切块后，放入沸水焯一下，再放在米饭上，蒙上保鲜膜上蒸笼蒸10分钟即可。

　　功效：鲜香可口，含钙量高。

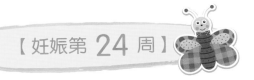

## 【妊娠第 24 周】

### （一）营养需求

　　1. 孕24周时的胎宝宝体内也开始储备脂肪。准妈妈在饮食上对植物油与动物油的摄入量要有适当的比例，平常准妈妈不可额外摄入动物油，因为在她们的饮食中，所食用的肉类、奶类、蛋类均含有较高的动物性脂肪。在烹调食品时用植物油就可以了。

　　2. 准妈妈可多吃鱼。这对促进胎宝宝脑发育、增强准妈妈的记忆力有益。

　　3. 该时期的准妈妈很容易被便秘困扰，发生便秘现象后，准妈妈要注意饮食调节，多吃一些润肠通便的食物，如各种粗粮、蔬菜、黑芝麻、香蕉、蜂蜜等。也应该注意适当运动，促进肠蠕动，有利于消化。不要自己随便服用泻药。

### （二）推荐食谱

❀ 银耳红枣冰糖汤

　　做法：银耳5克，大枣10枚，冰糖25克。将银耳用清水泡发12小时，置碗中加大枣、冰糖，隔水蒸1个小时。每天早晨空腹食用。

　　功效：补血、润肠、通便。

❀ 番茄肉末蒸蛋

　　做法：番茄去皮切丁，急火快炒5秒钟。鸡蛋打散、调味、加水，小火蒸至七成熟时加番茄丁，继续蒸熟即可。如果作为正餐主菜，还可加些肉末，味道会更好，营养也更均衡。

功效：补充多种营养元素，口感嫩滑，美味可口。

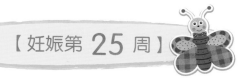

【妊娠第 25 周】

## （一）营养需求

1.该阶段，准妈妈的食欲大增，体重开始增加，应注意在均衡饮食的基础上，减少高脂肪、高热量的食物，适量增加富含维生素食物的摄取。

2.在妊娠 7 个月时要少吃寒凉食物。不需要额外进补，只要正常、适量饮食，或者自行烹调简单菜肴即可。

## （二）推荐食谱

❀ 清蒸冬瓜鸡

做法：将炖熟的白鸡去皮，切成块，把鸡皮朝下，整齐码入盘中，加入鸡汤、酱油、盐、味精、料酒、葱段、姜片，上笼蒸透，取出，拣去葱、姜，把汤汁篦入碗中待用。冬瓜洗净切块，放入沸水焯一下，捞出码入盘内。炒锅上火，倒入碗内的汤汁，烧开撇去浮沫，盛入汤碗即可。

❀ 虾仁草菇菠萝饭

做法：虾仁、草菇洗净，火腿切丁，菠萝洗净去皮，拦腰切成两半，取 1/2 个菠萝，挖中间的果肉、切丁，做成菠萝盅，放入盘子备用。炒锅上火放油烧热，加入葡萄干、虾仁、火腿、熟豌豆、草菇、菠萝丁，加入盐、胡椒粉和白饭炒匀，盛入菠萝盅即可。

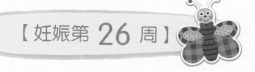

【妊娠第 26 周】

## （一）营养需求

1.继续保持以往的良好饮食方式和饮食习惯。另外，在此周要注意以下饮食要点：不宜多吃动物性脂肪；日常饮食以清淡为佳，水肿明显者要控制盐的摄取量，限制在每日 2 ～ 4 克；可多选些富含维生素 B、维生素 C、维生素 E 的食物食用；忌用辛辣调料，多吃新鲜蔬菜和水果，适当补充钙元素。

2.在饮食上除了多吃一些含铁丰富的食物外，还应注意多吃一些含维生素 C 较多的食品，以帮助身体吸收更多的铁质。

3. 维生素大部分在体内无法合成，必须通过食物补充，但在烹饪过程中特别容易损失，所以要注意烹调方式，以防维生素流失。绿叶蔬菜应先洗后切，蔬菜入锅要快炒。

## （二）推荐食谱

### ❀ 糯米红枣

做法：将无核红枣 250 克用水浸泡 10 小时备用。将 100 克糯米粉加入 30 克温水，搅拌均匀后揉成团，再搓成小条。用小刀将红枣在中间纵向切一刀，然后夹入糯米条，再撒上冰糖水，上蒸笼蒸 1 小时即可。

功效：补铁补血。

### ❀ 山药瘦肉煲乳鸽

做法：将山药、莲子洗净。乳鸽洗净，与姜片、葱段、清水一同放入锅中，水开后煮 3 分钟，捞出乳鸽冲净。将瘦猪肉洗净，切成小块。瓦煲注入清水煲滚，加入乳鸽、肉块、山药、莲子煲 30 分钟，改慢火再煲 2 小时，下盐调味即可。

功效：除了供应丰富的蛋白质外，更含有丰富的铁质及维生素 B，有助生成红细胞，预防妊娠期贫血。

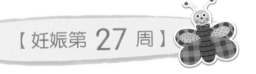

## 【妊娠第 27 周】

## （一）营养需求

1. 这一周宝宝的生长速度依然较快。胎宝宝身体的生长、准妈妈的细胞修复等全都需要蛋白质和能量。蛋白质在肉、鱼、奶酪、蛋、豆类中含量最高，尤其是豆类含有均衡的蛋白质、脂肪、维生素 A、B 族维生素、维生素 D、维生素 E 以及铁和其他矿物质，是孕期极好的营养来源。

2. 从现在开始到分娩，应该增加谷物和豆类的摄入量，因为胎儿需要更多的营养。富含纤维的食品中 B 族维生素的含量很高，对胎宝宝大脑的生长发育有重要的作用，而且可以预防便秘。比如全麦面包及其他全麦食品、豆类食品、粗粮等，准妈妈都可以多吃一点。

## （二）推荐食谱

### ❀ 番茄荸荠鸡片

做法：鸡脯肉洗净切片，放入碗中，加入精盐、蛋清、淀粉腌渍待用；荸荠去皮切片。

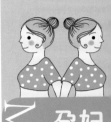

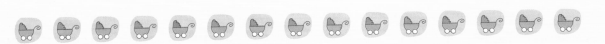

锅置火上，油烧至3成熟时，加入少量盐，随后放入鸡片，大火炒鸡片变白后捞出。锅中放入荸荠、清水、盐、白糖、番茄汁、醋，大火将其烧开，用湿淀粉勾芡，倒入鸡片，炒匀即可。

功效：荸荠含淀粉、蛋白质、脂肪、粗纤维，有健脾开胃、清热化痰的功效。

🌸 枣香红薯饭

做法：在煮米饭时，加入红薯丁和红枣，煮成米饭即可。

功效：红薯含蛋白质、粗纤维、维生素、微量元素等，有补虚益气、健脾胃之功效。

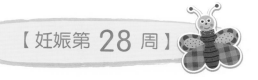

【妊娠第 28 周】

## （一）营养需求

1.本周开始，是胎儿生长最快的阶段，孕妇的膳食要保证质量、品种齐全。应在前期基础上，适当增加热量、蛋白质和必需的脂肪酸的摄入，适当限制碳水化合物和脂肪的摄入，强调营养的多样化、合理性、不偏食。适当补充维生素 A 和维生素 D，注意体内钙、磷平衡等。还要保持食物的酸碱平衡。肉类、鱼类、蛋类、虾类、糖类等食物属于酸性；蔬菜、草莓、葡萄、柠檬等属于碱性。两类性味不同的食物合理搭配才是身体的需要。

2. 这一时期，胎儿的大脑发育已经进入了一个高峰时期，宝宝的大脑细胞在这时候迅速增殖分化，体积增大，孕妇在此时可以多吃一些健康的食物，如核桃、芝麻、花生等。

3. 为了预防下肢水肿，准妈妈可以多吃一些鲤鱼、鲫鱼、黑豆、冬瓜等有利水作用的食物，以利于体内水分由肾排出，缓解水肿症状。

## （二）推荐食谱

🌸 红枣黑豆炖鲤鱼

做法：将鲤鱼去鳞去鳃，洗净。黑豆放锅中炒至豆壳裂开，洗净。红枣去核洗净。将鲤鱼、黑豆、红枣放入炖盅里并加入适量的水，盖好。文火炖3小时即成。

功效：可预防妊娠期四肢水肿。

## 【妊娠第 29 周】

### （一）营养需求

1. 孕晚期的准妈妈不要过多摄入碳水化合物，也就是不要吃太多主食，以免胎儿过大，影响分娩。可以多吃一些优质蛋白质，比如鱼、虾类的食物，另外要吃新鲜的蔬菜和水果，补充各种维生素和微量元素。

2. 到了第 8 个月以后，由于子宫不断增大，慢慢顶住胃部，所以，吃一点就有了饱胀感。可以少食多餐。

### （二）推荐食谱

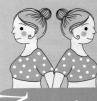

❀ 干虾米炒芹菜

做法：将干虾米用水浸泡；芹菜洗净切断，用开水烫过。锅置火上，放油烧热，下芹菜快炒，并放入虾米、酱油，用旺火快炒几下即可。

功效：含钙、铁、磷丰富，可预防妊娠高血压。

❀ 海带燕窝豆腐汤

做法：海带丝 25 克，燕窝 25 克，紫菜 25 克，豆腐 3 块。前 3 种煮汤，放葱、姜、盐调味，最后放入小块豆腐稍煮即可。

功效：补碘补钙，可预防妊娠高血压。

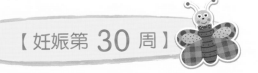

## 【妊娠第 30 周】

### （一）营养需求

1. 孕晚期胎儿的营养需求达到了最高峰，这时准妈妈需要摄入充足的蛋白质、维生素 C、叶酸、B 族维生素、铁质和钙质。

2. 孕期应该避免食用含着色剂、防腐剂的食物，如罐头、香肠、熏鱼、咸肉；含咖啡因、酒精的饮料；高盐、油炸的食品，辛辣调料；霉变食物、生肉、生鱼片、生鸡蛋等。

3. 准妈妈在此周应多喝牛奶或豆浆，吃些豆制品、海带和紫菜，这些食物中钙含量很高，海带和紫菜还含碘，有利于胎儿发育。缺钙严重的要根据医生的建议补钙。

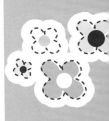

## （二）推荐食谱

### ❀ 腐竹豆芽炒木耳

做法：腐竹泡好切断；姜洗净切末；绿豆芽洗净焯水，黑木耳洗净，撕成小块，焯水。锅置火上，放油烧热，下姜末略炸，下绿豆芽、黑木耳炒几下，加入炒绿豆芽的汤、盐、味精，倒入腐竹，用小火煮3分钟，勾芡收汁，淋香油即可。

功效：含丰富的蛋白质、碳水化合物、钙、铁、磷、锌和维生素C等多种营养素，具有补气健脾胃、润燥、利水消肿的功效，可治疗高血压，也是胎儿骨骼发育所需要的营养。

### ❀ 红薯粳米粥

做法：红薯洗净、去皮、切块，粳米洗净，共煮成粥。

功效：具有健脾养胃、润气通便的功效。糖尿病、胃溃疡及胃酸多者不宜多食。

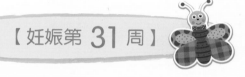

【妊娠第 31 周】

## （一）营养需求

1.目前，真正因经济困难所致的营养不良已经少见，但因挑食造成的营养不良却屡见不鲜。所以准妈妈不要认为自己花钱买了高档食品、营养水平就高，而是要记住不要把钱浪费在买高档食品、营养品上，可在日常生活中多摄入一些普通且营养价值高的食物，并且要均衡饮食，避免营养比例失调或偏食造成营养不良。

2.菊花茶对于上班族的准妈妈来说，不但可以防止电脑辐射、明亮眼睛，还可以缓解孕晚期出现的胃灼热或消化不良，这么多的好处，不妨试一试。

## （二）推荐食谱

### ❀ 生姜山药羊肉汤

做法：将羊肉洗净，切成小片，生姜洗净，切片，一起放入砂锅中，加适量清水、盐，用文火炖6小时，用筷子搅匀；山药去皮，洗净，切片。另取一锅，倒入羊肉汤一大碗，加入山药片煮烂，倒入牛奶煮沸，即可饮汤食肉。

功效：健脾益气、温补肾阳。准妈妈可以在冬天食用。如果晚餐吃，就可以不再吃主食了，因为它含淀粉较多。

## ❁ 粳米肉粥

做法：将火腿肉刮洗干净、切成细丁，粳米洗净。将锅置火上，放入适量清水，水沸后加入粳米，煮至半熟时，加入火腿、姜末、猪油，继续煮至粥成，用精盐、鸡精调好味，再撒上香葱、胡椒粉即可。

功效：具有滋养补钙、健脾开胃的功效。

【妊娠第 **32** 周】

## （一）营养需求

1. 准妈妈应该保证充足的营养，但过量饮食无论对胎儿还是准妈妈都是有害的。妊娠性肥胖在胎儿娩出后仍难以纠正，所以，准妈妈应注意合理的饮食，每周要测量 1 ～ 2 次体重，把体重控制在正常的增长范围内。

2. 如果体重增长过多，准妈妈就应该根据医生的建议适当控制饮食，少吃含淀粉和脂肪的食物，多吃蛋白质、维生素含量高的食物，以免宝宝长得过大，造成分娩困难。

3. 建议准妈妈每天吃 5 ～ 6 餐，还可以多吃一些养胃、易于消化吸收的粥和汤菜。在做这些粥的时候，可以根据自己的口味和具体情况添加配料。

## （二）推荐食谱

## ❁ 香菇鹌鹑蛋汤

做法：将豆腐皮撕碎，撒上少许温水湿润；鹌鹑蛋打入碗内，加盐少许，拌匀；香菇洗净切丝；火腿切末备用。锅置火上，放入油烧热，下葱花、姜末爆香，倒入鹌鹑蛋翻炒至凝结，加入清水适量，烧沸，加入香菇、料酒、盐、味精，煮15分钟，加入豆腐皮，撒上火腿末，煮沸即可。

功效：清肺养胃，强身健脑。

## ❁ 粳米鸡丝粥

做法：将母鸡处理干净，放入砂锅熬鸡汤。把粳米洗净，放入锅内，加入鸡汤、撕成丝的鸡脯肉、盐，煮成粥。离火前撒上油菜或小白菜，营养更加丰富。

功效：滋补五脏、补益气血。

【妊娠第 **33** 周】

## （一）营养需求

1. 本周，胎儿逐渐下降进入盆腔，这时候，准妈妈的胃会感觉舒服一些，食量也会有所增加。此时，要保证优质蛋白质的供给，适度摄入碳水化合物，避免食用热量较高的食物。

2. 胎儿的肝脏以每天 5 毫克的速度储存铁，直到储存量达到 240 毫克。如果此时摄入铁不够，可影响胎儿体内铁的存储，出生后易患缺铁性贫血。动物肝脏、绿叶蔬菜是最好的铁质来源。

## （二）推荐食谱

### ❀ 口蘑鸡片

做法：将鸡肉切成薄片，加鸡蛋清、淀粉调匀；菜心切成片，焯一下，捞出。口蘑切片后用少许盐搓一下，洗净。锅置火上，放油烧热，下入鸡片，滑熟时捞出沥油。锅内留底油，加入鸡汤、青豆、笋片、盐、料酒烧沸，撇去浮沫，用淀粉勾芡，加上口蘑片、鸡片、菜芯片，烧至入味出锅，撒上香油即可。

功效：补充优质蛋白质和多种微量元素。

### ❀ 当归生姜炖羊肉

做法：羊肉 250 克去骨、剔除筋膜，入水焯一下，去血水，捞出凉凉后切成 5 厘米长、2 厘米宽、1 厘米厚的条。砂锅中放入适量的水，把羊肉、当归 50 克、生姜 50 克放入锅内；旺火烧沸 后撇去浮沫，加葱 25 克、料酒 10 克，改用文火炖 1 小时，羊肉熟透，加胡椒面、盐即可。

功效：肉嫩汤鲜，隆冬时更可以暖胃去寒，是产前极好的滋补汤羹。

【妊娠第 **34** 周】

## （一）营养需求

1. 本周营养原则为：饮食多样化、适量、质量高、易消化、低盐（6 克 / 日以下）、低脂；注意多晒太阳，可促成合成维生素，有利于钙的吸收。

2. 这一段时间的饮食营养尤其重要，因为此期随时都可能分娩。如果饮食不当造成孕妇出现其他疾病，如肠炎、肝炎等，那么对分娩来说，无疑是雪上加霜，会影响分娩和产后妈妈及宝宝的健康！

3.这时候，准妈妈的腹部会更加膨大，消化功能也继续减退，更加容易引起便秘，所以，准妈妈要多吃一些玉米、蔬菜等含纤维多的食品。一些有补益作用的膳食也可以吃一些，有利于满足随时可能到来的分娩所需的能量消耗。

## （二）推荐食谱

❋ 山药枸杞煲乌鸡

做法：山药、枸杞、红枣、乌鸡、姜、葱处理好后，放入煲内，加入料酒、鲜汤，大火煮沸后改文火煲35分钟，加入盐、胡椒粉即可。

功效：补脾胃，益气血。

❋ 绿豆银耳羹

做法：绿豆、银耳、粳米煮成粥，粥稠后放入切成小丁的山楂糕即可。

功效：含植物胶质，银耳有益气活血、滋阴降火等功效。

【妊娠第 35 周】

## （一）营养需求

1.马上面临分娩的准妈妈，要注意饮食的营养，继续保持以前的良好饮食方式和习惯。少食多餐，注意卫生，减少因吃太多或是饮食不洁造成的肠胃道感染等给分娩带来不利的影响。

2.准妈妈可以适当食用一些牛肉菜品，因为牛肉具有补脾胃、益气血、强筋骨等作用，可以适度缓解肌肉疼痛。

## （二）推荐食谱

❋ 冬笋烧牛肉

做法：将牛里脊切成薄片，用淀粉、酱油、料酒、姜末腌制；冬笋去皮、切片、焯熟；酱油、料酒、姜末、白糖等调味料调成汁。炒熟牛肉、笋片，倒入调好的汁，翻炒均匀即可。

功效：补脾胃，益气血。

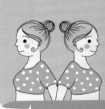

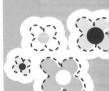

✿ 鲜虾鸡肉豆腐汤

做法：将豆腐、虾肉、鸡肉用刀背锤成茸，加入盐、少许蛋清、料酒、香油等调味料，蒸熟。在热的鸡汤内加入竹笋、绿叶菜，再将蒸好的豆腐鸡肉虾肉茸倒入即可。

功效：鲜香可口、营养全面、补肾壮阳、通乳抗毒。

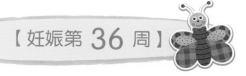

【妊娠第 36 周】

## （一）营养需求

1. 可以吃一些有补益作用的膳食，这样准妈妈才能更好地蓄积能量，迎接宝宝的到来。还可以吃一些淡水鱼，有促进乳汁分泌的作用，可以为宝宝准备好营养充足的初乳。

2. 每天 5 ~ 6 餐，注意营养均衡。例如，上一餐只吃了主食和牛奶，下一餐就一定要吃一些肉类、蔬菜和水果。

## （二）推荐食谱

✿ 香菇油菜

做法：锅内放油，待油热后，入葱花、姜末炒熟，加入香菇、油菜，加鸡精、盐等调味料翻炒，勾薄芡，盛入盘中，撒上核桃仁即可。

功效：提供维生素、微量元素和少量脂肪酸。

✿ 葱香鱼片

做法：草鱼1条，将鱼去鳞洗净。鱼肉切片，放入葱花、姜末、蒜末、盐、料酒等调味料，用水淀粉、蛋清挂糊，热花生油炸熟。把盐、老抽、料酒、醋、白糖等倒入锅中、加水淀粉勾芡。将炸好的鱼倒入，推匀即可。

功效：含蛋白质、钙、磷等，易于消化吸收。具有暖胃和中、平降肝阳的功效。

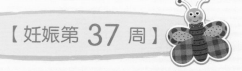

【妊娠第 37 周】

## （一）营养需求

1. 根据中国营养学会的标准，一般女性的热量摄入为每日 2100 千卡；孕期的女性热量摄入每日为 2300 千卡；产妇为 2600 千卡。准妈妈的营养需求并不是我们想象的那么多，所以没必要大吃大喝。尤其是油炸食品、高热量食品、含糖分高的食品等，准妈妈最好还是少吃。

2.该阶段应该吃一些制作精细、易于消化、营养丰富、有补益作用的菜肴。为准妈妈的临产积蓄能量，还要注意预防便秘和水肿。

## （二）推荐食谱

❀ **萝卜炒虾皮**

做法：白萝卜洗净、去皮、切丝。粉丝过水煮烂，拔凉控干水分；锅烧热，加入油，葱、姜、萝卜、粉丝炒熟，加虾皮、鸡精、盐等即可。

功效：顺气通便。

❀ **什锦炖鸡**

做法：整的柴仔鸡1只。将鸡肝、鸡肫、冬菇丁、玉兰丁、火腿丁用盐、酱油、料酒等调味料浸30分钟入味；将泡好的原料填入鸡腹，上锅蒸熟或以少量汤炖熟即可。

功效：补充精力。

【妊娠第 **38** 周】

## （一）营养需求

1.此期准妈妈胃口较好，可还是要合理饮食，营养均衡，少食多餐，适当吃些坚果、巧克力之类的食物，可增加体力，以应对随时可能来临的分娩。

2.保证饮食品种丰富，就可以保证维生素营养的全面和均衡，每天应食用2种以上的蔬菜。不过除非医生建议，产前不要再补充各类维生素制剂，以免引起代谢紊乱。

## （二）推荐食谱

❀ **红糖桑葚粥**

做法：将干桑葚用水浸泡半小时，去柄，洗净。把粳米放入清水中洗净。锅置火上，放入清水适量，然后放入桑葚、粳米，先用大火烧开，再改为中小火熬至粳米开花、粥汁黏稠时，加入红糖拌匀，片刻后离火即可食用。

功效：滋阴养血，益气和中。

❀ **莲藕炖排骨**

做法：将排骨洗净，莲藕刮皮切片，莲子洗净。用半锅水，放入莲藕，以中火煮滚。然

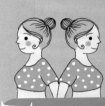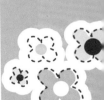

后用文火炖半小时，加入排骨和莲子，烧开后撒一些盐，再炖 2 小时。炖至莲藕软烂，加入调味品即可。

功效：补心益脾。

## 【妊娠第 39 周】

### （一）营养需求

1. 为了储备分娩时消耗的能量，准妈妈应该多吃富含蛋白质、糖类等能量较高的食物，还要注意饮食口味清淡、易于消化。

2. 此期间准妈妈进餐的次数每日可增至 5 餐以上，以少食多餐为原则，应选择体积小、营养价值高的食物，如动物性食品等，减少营养价值低、体积大的食物，如土豆、红薯等。

### （二）推荐食谱

#### 炸酱排骨

做法：番茄两个洗净切片，摆放在碟边。带软骨的小排骨用水煮约 20 分钟，熟软后取出。起油锅，油热后放 2 匙甜面酱及蒜末，爆香后倒入煮软的排骨同炒一会儿，再倒入排骨汤半碗，放少许糖调味，调小火，汤干出锅，码放盘中即可。

功效：营养全面，补充蛋白质和钙质。

#### 豆腐皮鹌鹑蛋汤

做法：鹌鹑蛋 8 个，豆腐皮 2 张，水发香菇 2 个，火腿肉 25 克。将鹌鹑蛋打入碗内，加盐少许，搅拌均匀；将豆腐皮撕碎，撒上温水湿润；香菇洗净切丝，火腿切末。锅置火上，放油烧热，下葱花、姜末爆香，倒入鹌鹑蛋炒至凝结，加清水适量，烧沸，加入香菇、料酒、盐、味精，煮 15 分钟，加入豆腐皮，撒上火腿末，煮沸即可。

功效：鹌鹑蛋有补五脏、通经活血、强身健脑、补益气血的作用。此菜清肺养胃。

## 【妊娠第 40 周】

### （一）营养需求

初产妇从有规律性的宫缩开始到宫口全开，大约需要 12 小时。如果准妈妈是初产妇，

172

无高危妊娠因素，准备自然分娩，可准备一些易消化吸收、少渣、可口味鲜的食物，如鸡蛋汤面、排骨汤面、牛奶、酸奶、巧克力等食物，同时注意补充水分，让自己吃饱吃好，为分娩准备足够的能量。否则吃不好睡不好，紧张焦虑，容易导致疲劳，将可能引起宫缩乏力、难产、产后出血等危险情况。

## （二）推荐食谱

### ✿ 无花果莲子猪肠汤

做法：将无花果洗净；莲子去心洗净，用水浸泡1小时；猪大肠1段，约20厘米，用盐擦洗干净。把无花果、莲子装入猪肠，留少量水，扎紧开口，放入锅内，加清水煮沸后，文火煮2小时，调味即可。

功效：健脾和胃。

### ✿ 莲藕红枣章鱼猪手汤

做法：红枣6～8枚去核，和绿豆50克一起洗净，用清水浸泡片刻；章鱼1只洗净，用温开水浸泡半小时；莲藕洗净，切成块状；猪手洗净切块，与其他材料一起放置瓦煲，先用武火，后用文火煲2.5小时即可。

功效：气味香浓可口，具有补中益气、养血健骨的功效，同时又能养血、滋润肌肤，又有催乳作用。

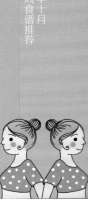
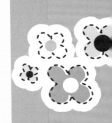

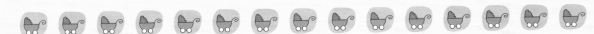

# 特 别 附 赠

## 产检备忘录

预产期　　　年　　月　　日

注意事项：每次就诊均需挂号（看结果也一样需要挂号）

1.产检包括：多普勒胎心检查、宫高、腹围、血压、体重、血常规、尿常规　2.血常规每月检查一次，查尿常规时，在家把外阴清洗干净，前面的尿排出，留中间尿做标本　3.每次产检要测血压、量体重；产检单要保持平整干净　4.所有检查结果及时挂号返诊（孕期结果不能参考化验单后面的正常值，及时就诊，以免延误）

| 周数 | 产检内容 | 日期 |
|---|---|---|
| 第 0 ~ 5 周 | 确定妊娠 | |
| 第 5 ~ 6 周 | 黑白 B 超监测 ， 看胚胎数 | |
| 第 8 周 | 听胎心、 卵黄囊 | |
| 第 9 ~ 11 周 | 绒毛膜采样 | |
| 第 12 周 | 第一次产检。量体重和血压，听胎心，验尿，抽血，测量子宫大小和胎儿颈后透明带 | |
| 第 17 周 | 1.头晚 9 点后不吃东西，当天晨起不吃不喝来院,挂产科号　2.唐氏综合征筛查（时间为 15 ~ 20 周，但建议 17 周筛查，以便有异常能及时做进一步检查）　3.常规产检 | |
| 第 20 周 | 1.常规产检　2.预约排畸 B 超（排畸 B 超时间在妊娠 22 ~ 23 周）之间，排畸 B 超检查后开糖耐量化验单（血糖高或已确诊糖尿病者不做糖耐量）　3.建议做尿钙检查 | |
| 第 24 周 | 1.常规产检　2.糖耐量<br>注意：①头晚 9 点后不吃东西，当天晨起不吃不喝来院，带 300ml 饮用水来医院；②妊娠糖尿病筛查（检查方法：第一步空腹抽血，第二步查尿常规，第三步将 75g 糖粉放入 300ml 水里，摇匀 5 分钟之内喝完，喝第一口计时，1 小时与 2 小时分别再次抽血，期间不吃不喝） | |
| 第 28 周 | 1.常规产检　2.心理咨询　3.彩超<br>注意：28 周后开始数胎动：早中晚各数 1 小时胎动，3 次相加不少于 10 次，今天和昨天相比不少一半不多一倍，有异常就诊 | |
| 第 30 周 | 1.常规产检　2.复查尿钙 | |
| 第 32 周 | 1.常规产检　2.心电图　3.预约晚期孕妇学校 | |
| 第 34 周 | 1.常规产检　2.上晚期孕妇学校　3.预约 36 周专家号 | |
| 第 36 周 | 1.常规产检、骨盆测量、营养指导　2.胎心监护　3.B 超监测胎儿发育情况　4.评估分娩方式 | |
| 第 37 周 | 1.常规产检　2.胎心监护　3.心理咨询 | |
| 第 38 周 | 1.常规产检　2.胎心监护　3.B 超了解胎儿、胎盘、羊水情况 | |
| 第 39 周 | 1.常规产检　2.胎心监护 | |
| 第 40 周 | 1.常规产检　2.胎心监护　3.B 超了解胎儿、胎盘、羊水情况 | |
| 第 40+6 周 | 常规产检、收住院（羊水破裂、腹痛、阴道流血、胎动明显增加或者减少时，应及时到医院就诊或住院分娩） | |

备注：以上产检内容为参考项，请根据你所在医院的要求产检。

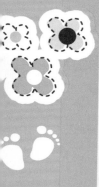

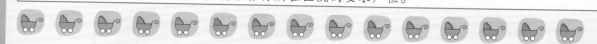

# B 超检查胎宝宝发育的正常值

　　孕期通过 B 超判断胎儿的发育大小是较有参考价值的一种方法，孕妇在做 B 超的时候会看到检查报告上有一些数值，这些数值就是告诉你宝宝的发育大小。

☀ 孕 4 周：胎儿只有 0.2 厘米。受精卵刚完成着床，羊膜腔才形成，体积很小。超声还看不清妊娠迹象。

☀ 孕 5 周：胎儿长到 0.4 厘米，进入了胚胎期，羊膜腔扩大，原始心血管出现，可有搏动。B 超可看见小胎囊，胎囊约占宫腔不到 1/4，或可见胎芽。

☀ 孕 6 周：胎儿长到 0.85 厘米，胎儿头部、脑泡、额面器官、呼吸、消化、神经等器官分化，B 超胎囊清晰可见，并见胎芽及胎心跳。

☀ 孕 7 周：胎儿长到 1.33 厘米，胚胎已具有人雏形，体节已全部分化，四肢分出，各系统进一步发育。B 超清楚看到胎芽及胎心跳，胎囊约占宫腔的 1/3。

☀ 孕 8 周：胎儿长到 1.66 厘米，胎形已定，可分出胎头、体及四肢，胎头大于躯干。B 超可见胎囊约占宫腔 1/2，胎儿形态及胎动清楚可见，并可看见卵黄囊。

☀ 孕 9 周：胎儿长到 2.15 厘米，胎儿头大于胎体，各部表现更清晰，头颅开始钙化、胎盘开始发育。B 超可见胎囊几乎占满宫腔，胎儿轮廓更清晰，胎盘开始出现。

☀ 孕 10 周：胎儿长到 2.83 厘米，胎儿各器官均已形成，胎盘雏形形成。B 超可见胎囊开始消失，月牙形胎盘可见，胎儿活跃在羊水中。

☀ 孕 11 周：胎儿长到 3.62 厘米，胎儿各器官进一步发育，胎盘发育。B 超可见胎囊完全消失，胎盘清晰可见。

☀ 孕 12 周：胎儿长到 4.58 厘米，外生殖器初步发育，如有畸形可以表现，头颅钙化更趋完善。颅骨光环清楚，可测双顶径，明显的畸形可以诊断，此后各脏器趋向完善。

☀ 孕 13 周：双顶径的平均值为（2.52±0.25）厘米；腹围的平均值为（6.90±1.65）厘米；股骨长为（1.17±0.31）厘米。

☀ 孕 14 周：双顶径的平均值为（2.83±0.57）厘米；腹围的平均值为（7.77±1.82）厘米；股骨长为（1.38±0.48）厘米。

☀ 孕 15 周：双顶径的平均值为（3.23±0.51）厘米；腹围的平均值为（9.13±1.56）厘米；股骨长为（1.74±0.58）厘米。

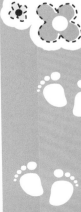

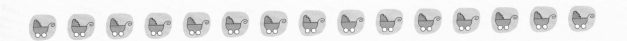

☀ 孕 16 周：双顶径的平均值为（3.62±0.58）厘米；腹围的平均值为（10.32±1.92）厘米；
　　　　　股骨长为（2.10±0.51）厘米。

☀ 孕 17 周：双顶径的平均值为（3.97±0.44）厘米；腹围的平均值为（11.49±1.62）厘米；
　　　　　股骨长为（2.52±0.44）厘米。

☀ 孕 18 周：双顶径的平均值为（4.25±0.53）厘米；腹围的平均值为（12.41±1.89）厘米；
　　　　　股骨长为（2.71±0.46）厘米。

☀ 孕 19 周：双顶径的平均值为（4.52±0.53）厘米；腹围的平均值为（13.59±2.30）厘米；
　　　　　股骨长为（3.03±0.50）厘米。

☀ 孕 20 周：双顶径的平均值为（4.88±0.58）厘米；腹围的平均值为（14.80±1.89）厘米；
　　　　　股骨长为（3.35±0.47）厘米。

☀ 孕 21 周：双顶径的平均值为（5.22±0.42）厘米；腹围的平均值为（15.62±1.84）厘米；
　　　　　股骨长为（3.64±0.40）厘米。

☀ 孕 22 周：双顶径的平均值为（5.45±0.57）厘米；腹围的平均值为（16.70±2.23）厘米；
　　　　　股骨长为（3.82±0.47）厘米。

☀ 孕 23 周：双顶径的平均值为（5.80±0.44）厘米；腹围的平均值为（17.90±1.85）厘米；
　　　　　股骨长为（4.21±0.41）厘米。

☀ 孕 24 周：双顶径的平均值为（6.05±0.50）厘米；腹围的平均值为：（18.74±2.23）厘米；
　　　　　股骨长为（4.36±0.51）厘米。

☀ 孕 25 周：双顶径的平均值为（6.39±0.70）厘米；腹围的平均值为（19.64±2.20）厘米；
　　　　　股骨长为（4.65±0.42）厘米。

☀ 孕 26 周：双顶径的平均值为（6.68±0.61）厘米；腹围的平均值为（21.62±2.30）厘米；
　　　　　股骨长为（4.87±0.41）厘米。

☀ 孕 27 周：双顶径的平均值为（6.98±0.57）厘米；腹围的平均值为（21.81±2.12）厘米；
　　　　　股骨长为（5.10±0.41）厘米。

☀ 孕 28 周：双顶径的平均值为（7.24±0.65）厘米；腹围的平均值为（22.86±2.41）厘米；
　　　　　股骨长为（5.35±0.55）厘米。

☀ 孕 29 周：双顶径的平均值为（7.50±0.65）厘米；腹围的平均值为（23.71±1.50）厘米；
　　　　　股骨长的平均值为（5.61±0.44）厘米。

☀ 孕 30 周：双顶径的平均值为（7.83±0.62）厘米；腹围的平均值为（24.88±2.03）厘米；
　　　　　股骨长的平均值为（5.77±0.47）厘米。

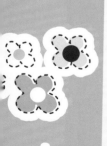

☀ 孕 31 周：双顶径的平均值为（8.06±0.60）厘米；腹围的平均值为（25.78±2.32）厘米；股骨长的平均值为（6.03±0.38）厘米。

☀ 孕 32 周：双顶径的平均值为（8.17±0.65）厘米；腹围的平均值为（26.20±2.33）厘米；股骨长的平均值为（6.43±0.49）厘米。

☀ 孕 33 周：双顶径的平均值为（8.50±0.47）厘米；腹围的平均值为（27.78±2.30）厘米；股骨长的平均值为（6.52±0.46）厘米。

☀ 孕 34 周：双顶径的平均值为（8.61±0.63）厘米；腹围的平均值为（27.99±2.55）厘米；股骨长的平均值为（6.62±0.43）厘米。

☀ 孕 35 周：双顶径的平均值为（8.70±0.55）厘米；腹围的平均值为（28.74±2.88）厘米；股骨长的平均值为（6.71±0.45）厘米。

☀ 孕 36 周：双顶径的平均值为（8.81±0.57）厘米；腹围的平均值为（29.44±2.83）厘米；股骨长的平均值为（6.95±0.47）厘米。

☀ 孕 37 周：双顶径的平均值为（9.00±0.63）厘米；腹围的平均值为（30.14±2.17）厘米；股骨长的平均值为（7.10±0.52）厘米。

☀ 孕 38 周：双顶径的平均值为（9.08±0.59）厘米；腹围的平均值为（30.63±2.83）厘米；股骨长的平均值为（7.20±0.43）厘米。

☀ 孕 39 周：双顶径的平均值为（9.21±0.59）厘米；腹围的平均值为（31.34±3.12）厘米；股骨长的平均值为（7.34±0.53）厘米。

☀ 孕 40 周：双顶径的平均值为（9.28±0.50）厘米；腹围的平均值为（31.49±2.79）厘米；股骨长的平均值为（7.4±0.53）厘米。

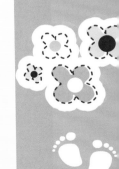

# 胎宝宝发育特征

| | |
|---|---|
| 4 周末 | 可辨认胚盘与体蒂 |
| 8 周末 | 胚胎初具人形，B超见心管搏动。可辨认胚盘与体蒂 |
| 12 周末 | 胎儿身长 9 厘米，体重 20 克 |
| 16 周末 | 胎儿身长 16 厘米，体重 110 克，可确认胎儿性别，经产妇能自觉胎动 |
| 20 周末 | 胎儿身长 25 厘米，体重 300 克，胎儿运动明显增加 |
| 24 周末 | 胎儿身长 30 厘米，体重 630 克，出生后可有呼吸，但生存力极差 |
| 28 周末 | 胎儿身长 35 厘米，体重 1100 克，出生后可存活，但易患特发性呼吸窘迫综合征 |
| 32 周末 | 胎儿身长 40 厘米，体重约 1800 克，出生后注意护理可能存活 |
| 36 周末 | 胎儿身长 45 厘米，体重 2500 克，出生后能啼哭及吸吮，生活力良好 |
| 40 周末 | 胎儿身长 50 厘米，体重 3400 克，出生后哭声响亮，吸吮能力强，能很好存活 |

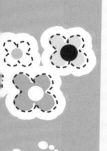

# 羊水量的变化

| 妊娠 8 周 | 妊娠 10 周 | 妊娠 20 周 | 妊娠 38 周 | 妊娠足月 |
|---|---|---|---|---|
| 5~10ml | 约 30ml | 约 400ml | 约 1000ml | 约 800ml |

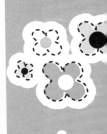

# 妊娠的子宫变化

| 妊娠周数 | 手测宫底高度 | 尺测耻上子宫长度（cm） |
|---|---|---|
| 12 周末 | 耻骨联合上 2 ~ 3 横指 | |
| 16 周末 | 脐耻之间 | |
| 20 周末 | 脐下 1 横指 | 18（15.3 ~ 21.4） |
| 24 周末 | 脐上 1 横指 | 24（22.0 ~ 25.1） |
| 28 周末 | 脐上 3 横指 | 26（22.4 ~ 29.0） |
| 32 周末 | 脐与剑突之间 | 29（25.3 ~ 32.0） |
| 36 周末 | 剑突下 2 横指 | 32（29.8 ~ 34.5） |
| 40 周末 | 脐与剑突之间或稍高 | 33（30.0 ~ 35.3） |

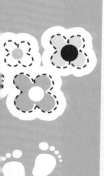

# 常见食物升糖指数表

| 食物类别 | 食品名 | GI 值 | 热量 | 食品名 | GI 值 | 热量 | 食品名 | GI 值 | 热量 |
|---|---|---|---|---|---|---|---|---|---|
| 米饭杂粮 | 白米 | 84 | 356 | 燕麦 | 55 | 380 | 白米＋糙米 | 65 | 352 |
| | 糙米 | 56 | 350 | 麻薯 | 85 | 235 | 麦片 | 65 | 340 |
| | 白米稀饭 | 57 | 71 | 胚芽米 | 70 | 354 | 红豆饭 | 77 | 189 |
| 面包 | 法国面包 | 93 | 279 | 培果 | 75 | 157 | 黑荞麦包 | 58 | 264 |
| | 吐司 | 91 | 264 | 牛角面包 | 68 | 448 | 全麦面包 | 50 | 240 |
| 面类 | 乌冬面 | 80 | 270 | 意大利面 | 65 | 378 | 荞麦面 | 59 | 274 |
| | 米线 | 68 | 356 | 中华面 | 61 | 281 | 全麦面 | 50 | 378 |
| 粉类 | 面包粉 | 70 | 373 | 低筋面粉 | 60 | 368 | 全麦面粉 | 45 | 328 |
| 肉鱼 | 猪肉 | 45 | 263 | 鸡肉 | 45 | 200 | 鱼丸 | 52 | 113 |
| | 香肠 | 45 | 321 | 羊肉 | 45 | 227 | 蛤蜊 | 40 | 30 |
| | 培根 | 49 | 405 | 牛肉 | 46 | 138 | 虾子 | 40 | 83 |
| | 火腿 | 46 | 196 | 干贝 | 42 | 97 | 牛肉 | 46 | 138 |
| 奶蛋 | 加糖炼乳 | 82 | 331 | 全脂鲜奶 | 30 | 359 | 低脂鲜奶 | 26 | 46 |
| | 鲜奶油 | 39 | 433 | 蛋 | 30 | 151 | 脱脂鲜奶 | 25 | 67 |
| | 奶油起士 | 33 | 346 | 奶油 | 30 | 745 | 原味优格 | 25 | 62 |
| 豆制品 | 炸豆腐 | 46 | 150 | 豆腐 | 42 | 72 | 杏仁 | 25 | 598 |
| | 豌豆 | 45 | 93 | 毛豆 | 30 | 135 | 花生 | 22 | 562 |
| | 油豆腐 | 43 | 386 | 腰果 | 29 | 576 | 毛豆 | 30 | 135 |

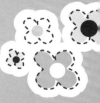

| 食物类别 | 食品名 | GI值 | 热量 | 食品名 | GI值 | 热量 | 食品名 | GI值 | 热量 |
|---|---|---|---|---|---|---|---|---|---|
| 根茎 | 马铃薯 | 90 | 76 | 芋头 | 64 | 58 | 山药 | 75 | 108 |
| 蔬菜 | 菠菜 | 15 | 20 | 高丽菜 | 26 | 23 | 茄子 | 25 | 22 |
| | 玉米 | 70 | 92 | 四季豆 | 26 | 23 | 花椰菜 | 25 | 33 |
| | 南瓜 | 65 | 91 | 番茄 | 30 | 19 | 苦瓜 | 24 | 17 |
| | 韭菜 | 52 | 118 | 茼蒿 | 25 | 22 | 小黄瓜 | 23 | 14 |
| | 牛蒡 | 45 | 65 | 青椒 | 26 | 22 | 青江菜 | 23 | 9 |
| | 洋葱 | 30 | 37 | 竹笋 | 26 | 26 | 豆芽菜 | 22 | 15 |
| 水果 | 草莓酱 | 82 | 262 | 哈密瓜 | 41 | 42 | 奇异果 | 35 | 53 |
| | 凤梨 | 65 | 51 | 桃子 | 41 | 40 | 柠檬 | 34 | 54 |
| | 葡萄干 | 57 | 301 | 樱桃 | 37 | 60 | 柳橙 | 31 | 46 |
| | 香蕉 | 55 | 86 | 红柿 | 37 | 60 | 木瓜 | 30 | 38 |
| | 芒果 | 49 | 64 | 苹果 | 36 | 54 | 草莓 | 29 | 34 |
| 点心 | 巧克力 | 91 | 557 | 牛奶糖 | 86 | 433 | 饼干 | 77 | 432 |
| | 蛋糕 | 82 | 344 | 果冻 | 46 | 45 | 冰淇淋 | 65 | 212 |
| | 甜甜圈 | 86 | 387 | 红豆沙 | 80 | 155 | 布丁 | 52 | 126 |

注：升糖指数（GI）等级：高GI食物（>70）；中GI食物（55~70）；低GI食物（<55）。均衡摄取低/中GI值的食物，可以达到健康瘦身的目的，也是预防三高特别是糖尿病的关键。

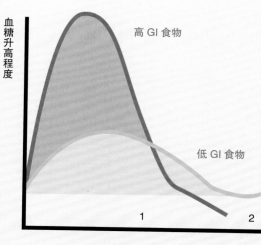

影响食物GI值有以下几大因素：

1. 食物纤维愈完整，则GI值愈低，例如：全麦面粉GI值>小麦粒。

2. 食物愈精细，则GI值愈高，例如：白米GI值>糙米。

3. 食物愈结实，则GI值愈低，例如：意大利面GI值>面线。

4. 面粉糊化程度愈高，则GI值愈高，例如：白粥GI值>白米饭。

5. 食物酸度愈高，则GI值愈低，例如：醋或柠檬汁可降低食物GI值。